新媒体环境下医学健康信息舆情平台的构建与应用

主 编 池 慧

U0224269

中国协和医科大学出版社

北 京

图书在版编目（CIP）数据

新媒体环境下医学健康信息舆情平台的构建与应用 / 池慧主编. -- 北京：中国协和医科大学出版社, 2024. 11. -- ISBN 978-7-5679-2483-3

Ⅰ. R197.324

中国国家版本馆CIP数据核字第202450YF15号

主　　编　池　慧
责任编辑　李元君　杨雪娇
封面设计　侯　震
责任校对　张　麓
责任印制　黄艳霞
出版发行　**中国协和医科大学出版社**
　　　　　（北京市东城区东单三条9号　邮编100730　电话010-65260431）
网　　址　www.pumcp.com
印　　刷　北京联兴盛业印刷股份有限公司
开　　本　710mm×1000mm　　1/16
印　　张　9
字　　数　140千字
版　　次　2024年11月第1版
印　　次　2024年11月第1次印刷
定　　价　69.00元

编者名单

主　　编　池　慧

副主编　李　扬　侯　震

编　　者　池　慧　李　扬　侯　震

　　　　　　童惟依　邓靖飞

编者单位　中国医学科学院医学信息研究所

前　言

在当今这个信息爆炸的时代，新媒体的迅速发展彻底改变了人们获取信息的方式，同时为医学健康信息的传播提供了全新的平台和途径。随着社会对健康问题的关注度不断提升，公众对医学健康信息的需求日益增长，这不仅促进了医学健康领域信息的快速传播，也带来了信息真实性、准确性的挑战。因此，构建一个新媒体环境下的医学健康舆情平台，对于监测和引导公众健康舆论具有重要意义。

目前，新型突发传染病、社会健康热点事件、健康谣言对我国社会稳定提出了一系列挑战。因此，基于全网信息监测与分析的医学健康舆情平台，可实时分析公众对于新型突发传染病、健康话题的关注点和情绪变化，为政府和相关部门提供决策支持。通过对医学健康话题的舆情分析，我们可以及时发现公众健康信息需求的变化，以及对特定健康事件的反应和态度，从而帮助相关部门及时调整政策和措施，更有效地应对公共健康事件。另外，在新媒体环境下，信息的传播速度极快，但同时伴随着大量的不实信息。通过构建专业、权威的医学健康舆情平台，我们可以有效筛选和核实信息，减少谣言和错误信息的传播，保障公众能够获取可靠的医学健康知识。

为此，在中国医学科学院重大协同创新项目"医学健康信息舆情分析平台构建"（课题编号：2020-I2M-2-002-001）的研究应用下，我们组织项目组成员编撰本书，内容涵盖新媒体环境下舆情分析技术、医学健康信息舆情平台设计与实现、舆情报告撰写等，旨在为读者提供新媒体环境下医学健康舆情平台的信息化建设解决方案及应用案例，让读者掌握平台开发思路，了解医学健康舆情处理方式，从而提升相关工作者在相关平台建设、医学健康舆情报告撰写、舆情处置等方面的能力。

本书编撰及出版得益于项目组成员、参编人员及开发人员的通力协作，在此表示感谢。由于时间、经验及水平所限，书中不足在所难免，恳请读者批评指正。

编　者

2024年4月

目　录

第一章

新媒体环境下舆情概述

一 舆情相关理论

（一）舆情的基本概念与特征

1. 舆情的基本概念

在新媒体环境下，舆情已经成为一个日益重要的概念，它涉及公众情绪、态度、观点，以及对特定事件或话题的反应。

舆情，或称为公共舆论（public opinion），在新媒体环境下，指的是通过互联网、社交媒体平台和其他数字传播工具广泛传播的公众观点和情绪。它不仅包括公众对于社会事件、政策变化、公共人物或企业行为的反应，也涵盖了对于新兴现象、技术和趋势的讨论和看法。

2. 舆情的特征

在数字化时代的背景下，舆情已成为影响社会动态的关键因素，其表现形式及传播途径呈现多样化的特点。传统舆情主要通过报纸、电视、广播等传统媒介传播，特点是信息传播速度相对较慢、影响范围有限、信息控制相对集中。

而新媒体舆情，尤其是通过互联网、社交平台等新兴媒介传播的舆情，具有传播速度快、覆盖范围广、参与主体多元化等特点，这些特征不仅影响着舆情的形成和发展，也为舆情分析和管理提出了新的挑战。

（1）实时性

新媒体的发展极大地提高了信息传播的速度，使得舆情可以在极短的时间内迅速发展和变化。这种实时性意味着一旦某个事件被报道出来，公众的反应几乎是即时的，舆情的高峰也往往迅速到来。因此，舆情监测和应对的时间窗口非常短，要求相关机构和个人必须具备快速反应的能力。

（2）广泛性

互联网和社交媒体的普及让每个人都有可能成为信息的发布者和传播者。这种广泛性不仅体现在舆情参与者的数量上，也体现在舆情覆盖的地域和社会层面上。一个地方的事件可能会引起全国乃至全球的关注和讨论，舆情的影响范围远远超出事件本身。

（3）多样性

由于参与者背景的多样性，以及不同的媒体平台和传播渠道，舆情呈现高度的多样性。不同的群体可能对同一事件有截然不同的看法和反应，舆情的表现形式也多种多样，包括文字评论、图片、视频等。这种多样性使得舆情分析更加复杂，我们需要从多个角度和维度进行综合考量。

（4）情绪化

新媒体上的匿名性和即时性往往鼓励人们更加直接和情绪化地表达自己的观点。这种情绪化特征使得舆情很容易被激化，情绪化的言论有可能引发更大范围的情绪共鸣，甚至导致群体性事件。因此，舆情分析需要特别关注公众情绪的变化，以及情绪对舆情发展的影响。

（5）瞬变性

与实时性相伴的是舆情的瞬变性。在新媒体环境下，信息量巨大，新的事件和话题不断涌现，可能导致公众的注意力迅速转移，使某一舆情的关注度和影响力迅速下降。这种瞬变性要求舆情分析不仅要关注舆情的当前状态，也要预测其可能的发展趋势。

（6）可操作性

新媒体提供了丰富的工具和手段，让舆情的监测、分析和引导变得更加可行。通过数据挖掘、情感分析等技术，可以对大量的舆情数据进行有效处理和分析，为舆情管理提供科学的依据。同时，通过精准的目标受众分析和内容定制，可以更有效地引导和管理舆情。

（二）舆情的产生与生命周期

舆情的产生和发展通常与重大社会事件或热点话题紧密相关，它蕴含着公众情绪的集体宣泄和社会变迁的先兆。从生命周期看，舆情大抵经历萌芽、发展、高潮、衰退和消散五个阶段，整个过程中，舆情的形成与消退展现了社会关注焦点的变迁和公众情绪的波动，对于舆情管理者来说，把握这一周期性变化对于有效应对和引导舆论至关重要。以下将详细阐述舆情的产生机制及其生命周期各阶段的特点。

1. 舆情的产生机制

在信息化社会中，舆情的产生和发展成为影响社会稳定、政府决策和企业形象的关键因素。舆情不是偶然产生的，而是由多种复杂因素共同作用的结果。舆情产生的机制包括触发事件、信息传播渠道、公众心理等方面。

（1）触发事件

触发事件是舆情产生的起点，它们通常是具有一定社会影响力的事件，能够引起公众广泛关注和讨论。这些事件可以是突发的社会新闻、政府政策的变动、公众人物的言行、社会矛盾的激化，或者文化、科技的重大进展等。触发事件的性质和影响力直接决定了舆情的规模和发展趋势。①政治决策和政策变动，政府的政治决策和政策变动是常见的舆情触发事件。当政府宣布新的政策措施，尤其是那些直接影响到公众生活的政策时，往往会引发广泛的社会关注和讨论。例如，税收政策的调整、教育改革方案的发布、医疗保障体系的改革等，都可能成为引发舆情的事件。②自然灾害和突发事件，自然灾害和其他突发事件也是重要的舆情触发因素。地震、洪水等自然灾害，以及交通事故、重大安全事故等突发事件，不仅造成人员伤亡和财产损失，而且也引发公众的强烈关注和情感反应。在这类事件发生后，公众对政府及相关部门的应对措施、救援效率及事后处理等方面的表现会有强烈的关切，从而激发舆情。③社会矛盾和冲突，社会矛盾和冲突的激化也是触发舆情的重要因素。随着社会的发展，各种社会矛盾可能会逐渐累积和激化，如贫富差距、就业压力、环境污染、食品安全等问题。当这些问题暴发或达到一定的临界点时，可能会引发公众的强烈不满和抗议，从而形成舆情。④文化和科技进展，在一些情况下，文化领域的重大事件或科技的重大进展也可能成为舆情的触发事件。例如，重大的文化节庆活动、具有争议性的艺术作品展出、科技创新产品的发布等，都可能吸引公众的广泛关注，引发热烈讨论或争议，从而产生舆情。

触发事件是舆情产生的关键因素，它们通过直接或间接影响公众的利益、情感或价值观，引发公众的广泛关注和讨论。了解和分析触发事件的性质、影响力及其对公众心理的影响，对于有效预测和管理舆情具有重要意义。通过加强对潜在触发事件的监测和分析，可以在一定程度上预防舆情危机的发生，或者在舆情发生初期采取有效措施，减轻其负面影响。

（2）信息传播渠道

信息传播渠道在舆情形成和发展过程中扮演着至关重要的角色。随着信息技术的飞速发展，尤其是互联网和社交媒体的普及，信息传播的速度、范围和影响力都发生了巨大的变化。互联网和社交媒体平台已成为公众获取信息、分享观点和参与讨论的主要渠道，这些平台的特点是信息传播速度快、覆盖范围广、互动性强，让任何一个事件都有可能在极短的时间内被广泛传播和讨论，迅速形成舆情。在这个过程中，信息的真实性和准确性成为一个重要问题。由于社交媒体上信息发布的门槛很低，任何个体都可以轻松地发布信息，这就可能导致大量未经验证的信息、谣言甚至假新闻的出现，这些信息的传播可能会误导公众，加剧舆情的复杂性和处理的难度。因此，对信息源的审核和信息内容的核实成为舆情管理中不可或缺的一环。此外，媒体机构作为传统的信息传播渠道，在舆情形成和发展中依然扮演着重要角色。媒体的报道不仅能够提供更为权威和深入的信息，还能通过专业的视角引导公众理性地看待事件，对平衡和缓解舆情起到积极作用。然而，在信息传播的新格局中，传统媒体也面临着来自社交媒体的挑战，如何在新的信息环境中保持影响力和公信力，是传统媒体需要思考和解决的问题。综上，信息传播渠道在舆情的形成和发展中起着决定性作用。随着信息技术的发展和社交媒体的兴起，信息传播的格局发生了深刻变化，这对舆情的监控、管理和引导提出了新的挑战。确保信息的真实性和准确性，以及发挥传统媒体的积极作用，对于有效应对和管理舆情至关重要。

（3）公众心理

公众心理在舆情形成和发展的过程中起着核心作用，它既是舆情产生的动力，也是影响舆情走向的关键因素。公众心理主要指的是在特定社会事件或情境下，大众所共有的情绪、态度、预期和行为倾向。这种心理状态受到多种因素的影响，包括个人经历、社会价值观、文化背景、媒体报道及信息传播方式等。①情绪传染。在舆情事件中，公众情绪往往会通过社交网络快速传播，这种现象被称为"情绪传染"。正面或负面的情绪可以迅速在群体中扩散，形成一种集体情绪状态。例如，在一起自然灾害事件中，公众可能普遍感到悲伤和同情；而在一起社会不公事件中，公众可能普遍感到愤怒和不满。这种情绪的集体化会进一步扩大舆情的影响，使得事件更加引人关注。②群体认同感，公众心理中的另一个重要方面是群体认同感。当人们认为自己是某个群体的一部分时，他们往往会表现出与群体一致的态度和行为。这种认同感可以是基于共同的兴趣、价值观、文化背景或者对特定事件的共同看法。群体认同感强化了个体对群体观点的接受度，使得舆论更容易形成一致的态度或立场。③信息过滤和选择性接受，公众在接收信息时往往会受到自己先入为主的观念和态度的影响，倾向于选择性地接收和处理信息。这种现象被称为"确认偏误"，即人们倾向于寻找和接受符合自己预期和信念的信息，而忽视或排斥与之相悖的信息。这导致了公众对同一事件的理解和反应可能存在巨大差异，进而影响舆情的形成和发展方向。④社会影响力，社会影响力也是塑造公众心理的一个重要因素。在社交媒体时代，意见领袖和关键意见形成者对舆情的影响尤为显著。他们通过发布观点、评论和分析，可以引导公众的看法和情绪，甚至改变公众对某些事件的态度和反应。总之，公众心理受到多种因素的影响，并通过情绪传染、群体认同、信息选择和社会影响等机制，影响着舆情的方向和强度。掌握公众心理走向，是应对和管理舆情工作的重要环节。只有深入解析公众情绪变化、洞察民意动向，才能有的放矢地引导舆论，妥善化解舆论风险。

舆情的产生是一个涉及事件触发、信息传播和公众心理等多个方面的复杂社会心理过程。理解这一过程对于有效应对和管理舆情具有重要意义。通过加强对潜在触发事件的监控、合理利用信息传播渠道、引导公众心理，可以有效地预防和减轻舆情的负面影响，维护社会稳定和谐。

2. 舆情的生命周期

在新媒体环境下，舆情会经历多个阶段，从萌芽到高潮再到衰退，每个阶段都存在明确的特征。这些阶段转变速度快，应对时间窗口小，如果不能准确抓住每个阶段的特点，就很难采取有效的应对策略。因此，深入解析舆情生命周期的内在规律，对监测和管理舆情形势，制定科学的公关应对方案，是实现舆论引导、化解网络危机的重要保障。只有基于生命周期理论框架下的系统化研判，才能在第一时间判断舆情发展趋势，针对性地介入舆论场，主动出击，夺取话语权。

（1）舆情的萌芽

舆情的萌芽阶段是整个舆情生命周期中的初期阶段。这一阶段的主要特征是事件或话题刚刚出现，尚未引起广泛关注，但已有潜在的发展成为广泛讨论话题的可能性。对于舆情分析人员而言，有效识别和分析这一阶段的信息可以为后续的舆情管理提供早期预警。舆情的萌芽通常由特定的事件、话题或信息触发。这些触发因素可能包括但不限于：①社会事件，如事故、自然灾害、社会矛盾等；②政策变动，政府政策或法律法规的调整；③媒体报道，媒体对某一事件或话题的报道；④网民发声，具有一定影响力的网民（如意见领袖、公众人物）对特定话题的讨论或评论。在舆情萌芽阶段，相关信息开始在社交媒体、论坛等平台上传播，但整体关注度较低。信息的传播主要依靠：①网民分享，网民通过社交媒体分享、评论相关信息；②媒体跟进，部分媒体可能对事件进行初步报道；③专业论坛讨论，相关领域的专业论坛可能出现对事件的讨论。舆情萌芽阶段呈现的特点有：①低关注度，此阶段公众对事件或话题的关注度较低，讨论范围有限；②信息量小，与后续阶段相比，信息量相对较少，信息来源也较为单一；③参与人群有限，早期参与讨论的人群通常数量有限，可能包括对特定领域感兴趣的网民或专家。

萌芽阶段的早期监测与分析，通过对社交媒体、新闻网站等平台的监测，及时识别可能引发广泛关注的事件或话题。分析相关信息的传播趋势和网民的反应，预测其可能的发展方向。建立有效的预警机制，一旦发现潜在的舆情萌芽，及时通报相关部门或组织，准备应对策略。在舆情的萌芽阶段，适当的应对策略可有效避免舆情的恶化或误解。应对策略包括：①信息澄清，对于基于误解或错误信息的舆情萌芽，通过官方渠道发布准确信息进行澄清；②积极沟通，与关注事件的网民或媒体进行积极沟通，了解他们的关注点和看法；③准备应对方案，根据舆情的发展趋势，准备应对方案和策略，以备不时之需。

舆情的萌芽阶段虽然关注度不高，但对于舆情的早期识别和有效管理具有重要意义。通过对这一阶段的有效监测和分析，可以为后续的舆情应对提供宝贵的时间和信息，从而采取更为有力和合理的管理措施。

（2）舆情的发展

舆情的发展阶段标志着事件或话题从初始的萌芽状态转变为广泛讨论和关注的状态。在这一阶段，信息量迅速增加，公众参与度上升，媒体关注度提高，舆论开始形成。信息量激增，可能出现不同的观点和立场，舆情的情绪色彩也变得更加明显。这一阶段是舆情分析和管理的关键时期，需要密切监测舆情的发展趋势和公众情绪变化。对于组织和个人而言，正确理解和应对舆情发展阶段是避免负面影响扩大、维护社会稳定和个人声誉的关键。

舆情发展的特征体现在：①信息量激增，随着更多的媒体报道和网民参与，相关信息迅速积累，形成信息爆炸的态势；②公众参与度上升，事件或话题引发更广泛的公众兴趣，社交媒体、论坛和评论区的讨论活跃度显著提高；③舆论开始形成，不同的观点和立场浮现，对事件或话题的看法开始分化，形成初步的舆论倾向；④媒体关注度提高，传统媒体和新媒体对事件的报道增多，可能会有深入调查和报道，进一步推动舆情的发展。

影响舆情发展的因素有：①信息传播渠道，社交媒体、新闻网站和传统媒体的覆盖范围和影响力大小直接影响信息传播速度和范围；②公众情绪，公众对事件或话题的情绪反应，如同情、愤怒或恐慌，会加速舆情的发展；③意见领袖和关键人物，意见领袖和公众人物的态度和言论可以显著影响公众观点，推动舆情向特定方向发展。

舆情的发展阶段应展开监测与分析，包括：①实时监测，利用社交媒体监测工具和新闻聚合平台，实时跟踪相关信息和讨论；②情绪分析，通过情绪分析工具，了解公众对事件或话题的情绪反应，识别正面或负面情绪的主要来源；

③趋势预测，分析舆情的发展趋势，预测可能的转折点和高潮时刻，为应对策略提供依据。

本阶段的应对策略主要有：①信息发布，通过官方渠道发布权威、准确的信息，回应公众关切问题，减少误解和谣言的传播；②舆论引导，通过与媒体合作、发布深度报道等方式，引导公众理性讨论，形成健康的舆论环境；③危机管理，对于可能对组织或个人造成严重影响的舆情，启动危机管理计划，采取措施减轻负面影响。

舆情的发展阶段是决定事件或话题长远影响的关键。这一阶段所形成的舆论倾向和公众情绪，很可能会对相关的组织或个人造成深远的影响，包括声誉打击、公众印象损害，甚至引发法律纠纷。因此，有效管理这一阶段的舆情对于维护社会稳定、保护个人和组织的利益至关重要，是舆情生命周期中的关键时期，它要求组织和个人必须采取积极主动的监测、分析和应对措施，以便有效管理舆情，最大限度地降低负面影响。

（3）舆情的高潮

舆情高潮阶段是指一个事件或话题在社会舆论中达到关注和讨论的顶点。舆情达到最高点，公众参与度和媒体报道达到顶峰，舆论倾向和公众情绪也最为强烈。这一阶段对于事件的当事人、相关组织及社会管理者来说，是舆情管理中最为关键也最具挑战性的时期。舆情管理的挑战在于如何有效应对和引导舆论，减少负面影响，同时寻求解决问题的途径。

舆情高潮的特征体现在：①广泛的媒体报道，几乎所有的新闻媒体和社交平台都在报道和讨论相关事件或话题，形成信息的饱和传播；②公众参与的高潮，大量公众参与到讨论中，社交媒体、论坛和评论区的活跃度达到峰值；③强烈的情绪反应，公众对事件的情绪反应极为强烈，可能包括愤怒、同情、恐慌等；④形成明显的舆论倾向，在大量讨论和媒体报道的影响下，形成了较为统一的舆论倾向和观点。

影响舆情高潮的因素有：①事件本身的性质，事件的严重性、影响范围和公众敏感度是推动舆情达到高潮的关键因素；②媒体的作用，媒体的报道角度、深度和频率对舆情的高潮有直接影响；③社交媒体的传播效应，社交媒体平台上的信息传播速度快，覆盖范围广，是加速舆情高潮形成的主要渠道。

舆情的高潮阶段的监测与分析，包括：①密集的信息监测，在舆情高潮期，需要加强对各类媒体和社交平台的信息监测，及时掌握最新动态；②深入的情绪分析，对公众的情绪反应进行深入分析，识别主要的情绪倾向和潜在的风险点；③舆论倾向的跟踪，追踪舆论的变化趋势，理解公众对事件的看法和态度。

本阶段的应对策略主要有：①及时准确的信息发布，通过官方渠道发布权威、准确的信息，回应公众关切问题，减少误解和谣言的传播；②积极的舆论引导，通过发布深度报道、专家访谈等形式，引导公众理性讨论，稳定情绪反应；③有效的危机管理，启动危机管理计划，采取措施减轻负面影响，恢复社会稳定和组织形象。

舆情的高潮阶段对事件的当事人、相关组织乃至整个社会都可能产生深远的影响。这一阶段形成的舆论倾向和公众情绪可能长时间影响公众对事件的记忆和看法，对组织的声誉和运营产生持久的影响。该阶段是舆情生命周期中最为关键的时期，对于舆情的管理和应对提出了极高的要求。通过有效的监测、分析和应对策略，可以有效地引导舆论，减轻负面影响，恢复社会稳定，保护组织和个人的长远利益。

（4）舆情的衰退

随着时间的推移，新的事件和话题出现，公众的注意力开始转移，舆情的关注度和讨论热度逐渐下降。舆情的衰退阶段标志着一个事件或话题在公众舆论中的关注度和讨论热度开始下降，逐渐退出公众视野。这一阶段，舆情分析的重点在于评估舆情的长期影响，总结经验教训，为未来的舆情管理提供参考。这一阶段对于事件的当事人、相关组织及舆论分析师来说，是进行反思、总结和未来规划的重要时期。

舆情衰退的特征体现在：①减少的媒体报道，相较于舆情的高潮阶段，媒体对事件或话题的报道数量和频率明显减少；②下降的公众参与度，社交媒体、论坛和评论区关于事件的讨论逐渐减少，公众的注意力开始转移到新的事件或话题上；③缓和的情绪反应，公众对事件的情绪反应逐渐平缓，强烈的情绪反应不再普遍出现；④稳定的舆论倾向，经过一段时间的讨论和媒体报道，公众对事件的看法和态度趋于稳定。

舆情衰退的因素有：①新闻周期的更替，新的事件或话题出现，吸引了公众和媒体的注意力，导致原有舆情的关注度下降；②信息饱和，对于某一事件或话题的信息在经过一段时间的累积后达到饱和状态，公众对相同信息的兴趣逐渐降低；③官方或权威的信息发布，官方或权威机构发布的权威信息有助于澄清事实、消除疑虑，从而缓和舆论。

舆情衰退阶段的监测与分析，包括：①持续的信息监测，虽然舆情热度下降，但仍需持续监测相关讨论和报道，防止舆情再次升温；②总结分析，对整个舆情过程进行总结分析，包括舆情的发展历程、高潮点、影响因素及应对措施的效果，为未来的舆情管理积累经验；③舆论倾向的最终评估，评估舆情最终形成的舆论倾向和公众情绪，分析其对组织或个人的长期影响。

本阶段的应对策略有：①信息更新与沟通，在必要时发布信息更新，继续与公众保持沟通，巩固积极的舆论倾向；②形象重建与维护，对于受舆情影响的个人或组织，采取措施进行形象重建和维护，恢复公众信任；③策略调整与优化，基于对舆情管理过程的总结和反思，调整和优化未来的舆情应对策略。

舆情的衰退阶段虽然标志着事件或话题逐渐退出公众视野，但其对个人、组织乃至社会的影响可能是长期的。这一阶段的反思和总结对于提高未来舆情管理的效果、维护社会稳定和组织形象具有重要意义。该阶段是舆情生命周期的重要组成部分，需要通过有效的监测、分析和应对策略，以及深入的反思和总结，为未来更好地应对舆情挑战做好准备。

（5）舆情的消散

在舆情消散阶段，事件或话题几乎不再引起公众的关注和讨论，舆情彻底淡出公众视野。然而，这并不意味着舆情的影响完全结束。在某些情况下，舆情可能在未来某个时点再次被激活。因此，即使在舆情消散阶段，也需要持续监测相关话题，以防止舆情再次升温。

舆情的消散阶段是指一个特定事件或话题在公众讨论中的关注度和热度逐渐降至最低点，最终从公众视野中完全消失的过程。这一阶段对于事件的当事人、相关组织以及舆论分析师来说，标志着一个舆情周期的结束，同时是准备和预防未来可能出现的舆情的关键时期。

舆情消散阶段的特征与标志，包括：①极低的媒体报道量，与事件或话题相关的媒体报道几乎完全停止，媒体的关注点已经转移到其他新闻事件上；②微乎其微的公众讨论，社交媒体、论坛和评论区关于该事件的讨论量极低，公众的兴趣和讨论已经转移到新的话题上；③缺乏新的信息输入，关于事件的新信息或更新不再出现，已有的信息和讨论逐渐变得过时；④淡化的公众情绪，公众对事件的情绪反应已经完全平息，不再产生强烈的情绪波动。舆情消散的因素有：①时间的推移，随着时间的推移，事件的新鲜感和关注度自然下降；②信息的饱和，公众对事件的了解达到饱和状态，新的信息不再引起兴趣；③新闻周期的影响，新的事件或话题出现，吸引了公众和媒体的注意力，原有舆情自然消散。

舆情消散阶段的监测与分析，包括：①持续的信息监测，虽然舆情已经进入消散阶段，但仍需持续监测，以防舆情因新的信息而再次引发关注；②彻底的事件总结，对整个舆情周期进行彻底的总结，包括事件的起因、发展、高潮、衰退和消散过程，以及各阶段的应对措施和效果；③经验和教训的提炼，从舆情管理的过程中提炼经验和教训，为未来的舆情预防和应对提供参考。本阶段的应对策略有：①总结报告的编制，编制舆情管理总结报告，包括分析、经验、教训和改进建议，供内部学习和改进使用；②形象修复和强化，对于受到舆情影响的个人或组织，利用舆情消散的机会进行形象修复和品牌强化；③预防措施的制定，基于舆情管理的经验，制定或优化预防措施和应急计划，提高未来应对舆情的能力。

舆情的消散并不意味着事件对个人、组织或社会没有任何长期影响。相反，通过对消散阶段的深入分析和总结，可以为未来更有效地管理舆情、维护社会稳定和保护组织形象提供宝贵的经验和教训。通过有效的监测、分析和应对策略，以及深入的反思和总结，可以为未来更好地应对舆情挑战奠定坚实的基础。

舆情的生命周期包括起始、发展、高潮、衰退与消散五个主要阶段，从一个事件或话题在公众视野中出现，经过关注度和讨论量的逐步增长，到达高潮点，最终随着公众兴趣的减退和新闻周期的变化而逐渐衰退和消散。每个阶段都有其特定的特征、影响因素和应对策略，理解舆情的这一自然循环及其每个阶段的特征和应对策略，对于组织和个人准确把握舆情动态、有效应对和管理舆情风险至关重要，不仅有助于及时化解危机，还能够在事件平息后积极引导公众情绪，恢复或提升形象与信任。

二 新媒体相关理论

（一）新媒体的定义

随着数字通信技术的发展及移动终端的大量普及，推动了新媒体产业的发展进程。在新媒体的概念定义上，公众与研究人员出于认知角度、研究及应用领域的差异，对新媒体的定义具有不同观点。

公众将新媒体理解为除去报纸、广播、电视以外，利用数字技术、网络技术、现代通信技术等，以电脑、手机等终端传播信息的媒体。部分研究人员通过对比新媒体与传统媒体在信息传播中的特点，提出相关概念理解。匡文波从信息传播的渠道，将新媒体定义为"数字化互动媒体"，即将信息内容化并利用现代信息传播技术，实现信息的传播互动。晁罡、石杜丽、申传泉、王磊等研究人员将新媒体的定义聚焦在信息交流的双向性、互动性、实时性等因素上，并发现信息的传播主体与受众的界限越来越模糊。李兴衡通过对比研究文献中的定义与新媒体应用情况，认为仅通过信息交流的互动性、实时性、双向性来定义新媒体是较为片面和局限的，他认为新媒体在各种定义描述中，只有时空的不限性、传播主体与受众的模糊性是新媒体的本质特征。

新媒体的定义会伴随着数字通信技术发展及其应用场景不断改变，未来可能通过引入新的特征元素重新定义它的概念。

（二）新媒体的传播特征

1. 信息传播的互动性

新媒体打破了传统媒体的单向信息传递方式，位于传播各层级的用户都可以对信息做出评论，实现了信息的多向流动，增强了信息的互动性。新媒体促进了不同地区、不同职业、不同文化背景的用户信息交流的互动，用户信息交流不再受时空、地域的限制。信息交流的互动性更促进了新媒体信息的二次传播，提高了信息的传播范围。

2. 信息传播的及时性

在新媒体环境下，信息可以通过新媒体平台在几秒钟内传播到世界各地。新闻事件、突发事件等可以实时更新，用户可以随时随地获取最新信息，同时用户能够快速对信息做出反应。用户可以立即评论、分享或转发信息，参与到信息的传播和讨论中。这种快速反应能力增强了用户的参与感和互动性，也使得信息的传播范围迅速扩大。由于信息传播的及时性，信息的生命周期变得更短。用户对信息的需求更加即时和频繁，信息的更新速度也相应加快。这要求信息生产者不断提供新鲜和有价值的内容，以满足用户的需求。

3. 信息传播的去中心化

传统媒体信息的生产主要由报纸、电视台、广播电台等大型媒体机构主导。这些机构拥有专业的记者、编辑和资源来收集和发布信息。而新媒体则打破了这种垄断，任何人利用互联网都可以成为信息的生产者。这种去中心化使得信息来源更加多元化、信息传播更为广泛，但也带来了信息质量和真实性的挑战。新媒体信息传播的去中心化改变了传统的信息生态系统，赋予个体更多的表达和传播权利，但它也要求用户具备更高的信息素养和批判性思维，以应对信息环境的复杂性和多变性。

（三）新媒体的类型

1. 门户类新媒体

门户类网站是互联网的第一代新媒体，其通过收集、整合、发布综合类信息资源，为用户提供信息服务。初代门户类网站提供的信息服务主要为搜索引擎、目录服务、资讯及邮箱服务等，该阶段信息传播路径主要为单向传播，用户间缺乏互动交流。随着互联网及通信技术的不断发展，用户对信息交流互动需求的增加，门户类网站被打造成多元化综合服务网站，其提供的服务也越来越丰富，社区论坛、个人博客、网络游戏等板块的推出，促进了用户信息交流，用户在成为信息的接收者的同时，也成为信息的发布者。随着门户网站的不断发展，各类门户网站的服务、定位、功能、架构越来越同质化，对新用户缺乏吸引力，在此背景下，专注于某一领域内容服务的行业垂直类新媒体，逐渐得到了用户的青睐。

2. 垂直行业类新媒体

新媒体发展到今天，已经逐步从"大而全"的门户类媒体向"小而专"的垂直行业媒体转化，由此各类行业垂直媒体、网站涌现并对各大门户网形成强大的竞争。它们把握各自的领域资源与渠道并不断深化服务和完善产业链，具备强而有力的竞争优势。垂直行业新媒体，可以简单理解为在新媒体中为了适应行业发展、用户需求等变化而诞生的产品。垂直行业类新媒体诞生之初，主要集中在金融、科技、医疗领域，随着该类型新媒体的不断发展，其内容主要延伸至饮食、教育、美妆等公众日常生活领域。垂直类媒体注重内容的精耕细作，针对特定用户的特定需求，开展相关信息服务与信息传播，用户黏性相对较大。

进入 Web 3.0 时代，垂直行业的媒体的价值将进一步放大，用户的聚合与信息交流促进了垂直行业媒体的发展，使其传播内容升级为产品，产品转化为服务，同时领域内的信息服务与产品盈利，持续推动垂直行业类新媒体的不断发展。

3. 社交类新媒体

社交媒体类新媒体更注重用户的交流互动，用户既是内容的浏览者，也是内容的制造、传播者，用户内容生成也成为社交类新媒体的鲜明特征。用户内容生成带来的是日常社交的普及，不局限于严肃话题，更倾向于用户日常生活的分享。

移动互联网时代的到来，将社交媒体带入新时空，互联网从网页超链接的网络，转变成人际关系的网络，基于社交媒体建构的以人为节点的关系网络越来越明显。2006年Twitter（推特）诞生，Twitter建立起基于虚拟关系网络的虚拟讨论广场，通过用户主动传播，社交应用的媒体属性日渐增强。国内相似产品"新浪微博"于2009年诞生并快速发展，形成同类媒体中主流社交新媒体平台。2010年，Kik Messenger应用技术被提出，该技术是基于手机通讯录来快速组建关系链。腾讯以该技术为基础，将QQ积累的联系人和手机联系人快速组建关系链，研发微信应用，基于现实联系人的强关系让微信迅速实现了数亿级用户数量的扩张。社交类新媒体使用户的交流互动更加便利，促进了信息的双向流动，同时社交类新媒体通过互联网和移动技术的支持，重新构建社会关系网络。

4. 视音频类新媒体

视音频类新媒体作为一种新兴的媒体形式和全新的信息传播渠道，现已成为新媒体环境下公众利用碎片化时间接收、传播信息的重要渠道。视音频类新媒体作为一种集视听于一体的信息传播媒介，能够给予用户充足的视觉和听觉体验。同时视音频类新媒体拥有比社交媒体更强的互动性，用户可以通过在线弹幕、留言、跟评、点赞等多种方式，表达自己的观点，从而丰富了用户的情感体验。视音频类新媒体相较于其他类型新媒体，其传播内容更加直观、生动，用户只需利用移动终端，对身边事物完成采集、上传后即可向其他用户展现。同时视音频类新媒体信息传播高效性促进了信息的交流，用户不再需要专业的设备和复杂的编辑方法，只需在视音频类新媒体应用中完成信息的采集、模板化制作、一键发布，即可实时传播信息。

（四）新媒体的传播形式

在新媒体的传播过程中，信息的发布者与受众的界限变得模糊，信息的接收者通过二次转发行为成为信息发布者，因此在新媒体传播过程中，称所有的信息参与者为"传播节点"；以新媒体信息传播过程中，通过是否限定信息接收者，可分为封闭和开放两种传播形式；通过是否对传播节点进行差异化控制，可分为树状传播和网状传播两种形式。

在封闭式传播形式中，信息交流、传播较为私密，信息内容较难通过网络爬虫等技术手段获取，通常信息传播范围及传播影响较小。在开放式传播形式中，信息可通过多次传播，使平台内的传播节点及其他平台外部用户查看，实现信息的广泛传播。在树状传播形式中，由于各传播节点权限的差异性，导致部分节点在传播过程中可能出现限制转发、限制评论等情况，限制了信息的传播路径。在树状传播形式中，各传播节点传播行为及传播权限清晰，信息溯源较为简单。网状传播过程中，各传播节点权限相同，导致信息传播速度较快、传播范围较广、互动性较强，该类传播形式极易造成舆情危机及谣言传播。以上新媒体信息传播形式基本组成了各新媒体平台信息的传播路径，平台运营方通过各类传播形式的组合，为用户提供多类型的信息传播服务。

（五）新媒体环境下健康信息传播的特征

新媒体的不断发展和平台的优化，为健康信息的传播提供了新的形式及更多的传播渠道。新媒体与传统媒体相比，具有信息交流便利、传播时效快、入门门槛低、自主性强等特点，使得健康信息在新媒体环境下的传播主体、传播内容、传播形式、传播受众及传播效果具有以下特征。

（1）传播主体间具有强关系性

强关系性指个体易从社会网络中关系密切的人群中获取信息的特性。在新媒体环境下，与其他类型信息相比，公众面对专业的健康信息时，易受到权威机构、亲人、朋友、知名博主或具有同种兴趣爱好的人影响，其传播活动具有强烈的感情黏性和社会网络特征。

（2）传播内容编辑的非专业性

在传统媒体中健康信息的收集、编辑、审核及发布一般需要由专业医师、数据采编人员及媒体工作者共同完成，健康信息的发布耗时较长。而新媒体环境下每位用户既是健康信息传播的贡献者、参与者也是传播者，新媒体平台方便快捷的信息编辑模式，虽促进了健康信息的传播，在极短的时间内就可形成舆情信息，但非专业健康信息编辑者生产的内容极易误导公众。

（3）传播形式具有强互动性

相比于传统媒体利用纸媒、电视等形式向公众单向传播健康信息，新媒体环境给予了公众更多的参与空间，通过健康信息与公众的双向互动，促进了健康信息的传播与交流。公众从传统健康信息的接收者转变为了健康信息的参与者。在面对健康知识时，在新媒体环境下，任何位置的公众都有机会表达自己的意见，阐述自己的观点。

（4）传播受众的广泛性

由于健康信息涉及医药卫生、食品安全等民生问题，其信息受众广泛。凭借新媒体环境下信息传播受众的广泛性，极大地拓展了公众获取健康信息的渠道。公众通过新媒体健康信息传播的多种渠道，利用碎片化的时间获取健康信息，从而增加健康信息的受众人数，提升健康信息覆盖率。

（5）传播效果社会影响程度高

与新媒体环境下其他类型信息相比，健康信息对社会影响程度高。健康信息热点事件极易引发公众在新媒体环境的积极讨论，从而转变为社会热点事件。与传统媒体相比，由于新媒体环境信息传播时效长，健康信息容易在传播过程中出现二次暴发的现象，增加健康信息的曝光率，提升其在社会中的影响程度。

第二章

新媒体环境下舆情信息的分析技术

一 网络舆情数据采集技术

随着网络舆论影响力的增强，网络舆情已经成为各级政府了解社情民意、改进工作作风、提高执政能力的重要窗口。近年来，国家大力推进网络舆情监控体系建设，各级宣传主管部门及主流新闻媒体等大多设立了网络舆情监测机构，加强对网络舆情监测和引导。网络舆情监测技术非常复杂，涉及许多计算机与网络等方面的知识，数据采集是网络舆情监测系统中最关键、基础的系统，决定着整个网络舆论监测系统的覆盖范围、分析质量和及时程度。

目前，网页数量以百亿计，首要问题就是如何高效地将如此海量的网页信息抓取到本地。尽管数据采集技术经过几十年的研究发展已经相对成熟，但随着互联网飞速发展，它也面临着一些新的挑战。本文主要介绍几种舆情平台数据采集技术。

（一）网络爬虫

网络爬虫（又被称为网页蜘蛛、网络机器人），是一种按照一定的规则自动地抓取互联网信息的程序或者脚本，是当前网络数据采集的主要手段之一。

1. 网络爬虫的类型

根据不同的应用场景，爬虫系统存在许多方面的差异，大体而言，可以分为以下三种类型。

（1）批量型爬虫

批量型爬虫（batch crawler）有比较明确的抓取范围和目标，当爬虫达到这个设定的目标后，即停止抓取过程。批量型爬虫是目前数据采集系统中最简单的爬虫系统。

（2）增量型爬虫

增量型爬虫（incremental crawler）会持续不断地抓取，对于已经抓取过的网页会按照一定策略定期更新。增量型爬虫是目前数据采集系统中最常用的爬虫系统。

（3）垂直型爬虫

垂直型爬虫（focused crawler）只关注特定主题或特定行业的网页，其最大的挑战就是如何识别网页的内容是否属于指定行业或主题。一般只有垂直行业分析才会需要此类型的爬虫。

（4）主从式分布爬虫

主从式分布爬虫（Master-slave）是最传统的也是最常见的一种形式，它指不同的服务器承担着不同的角色，其中有一台专门的Master服务器来维护待抓取的统一资源定位符（universal resource locator，URL）队列，它负责每次将URL分发到不同的Slave服务器，而Slave服务器则负责实际的网页下载工作。Master服务器除维护待抓取URL队列及分发URL外，还要负责调解各个Slave服务器的负载情况，以免某些Slave服务器过于清闲或者劳累。在这种模式下，Master往往容易成为系统瓶颈。

（5）对等式分布爬虫

在对等式分布爬虫（peer to peer）体系中，服务器之间不存在分工差异，每台服务器都承担着一样的功能，各自负责一部分URL的抓取工作。由于没有URL服务器存在，如何分工就成了主要问题。目前最常用的一种解决方案就是采用一致性哈希（consisting hash）来确定服务器的任务分工。对等式分布爬虫不存在系统瓶颈问题，有很好的容错性和扩展性。

2. 网络爬虫的特性

无论哪种类型的爬虫系统，在实际的数据采集系统中都应具备以下几种特性。

（1）高性能

爬虫系统在单位时间内下载的网页数量越多性能越高。

（2）可扩展性

爬虫系统应该很容易通过增加抓取服务器和爬虫数量来缩短抓取周期。

（3）健壮性

健壮性包括两方面，一是爬虫系统可以处理抓取中遇到的各种非正常情况，二是爬虫系统自身有一套健壮的容错机制。

（4）友好性

友好性包括两方面，一是保护网站的部分私密性，二是减少被抓取网站的网络负载。

3. 网络爬虫的基本工作流程

（1）首先选取一部分精心挑选的种子URL。

（2）将这些URL放入待抓取URL队列。

（3）从待抓取的URL队列中取出待抓取的URL，解析DNS，并且得到主机的IP，将URL对应的网页下载下来，存储进已下载网页库中。此外，将这些URL放进已抓取的URL队列中。

（4）分析已抓取URL队列中的URL，分析其中的其他URL，并且将URL放入待抓取的URL队列中，从而进入下一个循环。

（二）API调用

API（应用程序编程接口）调用是一种通过编程方式与其他软件系统进行交

互和获取数据的方式。以下是API调用的一般步骤和方法。

（1）理解和获取API文档

数据平台API文档中，通常会详细提供如何使用API的所有信息，包括可用端点、请求参数、返回数据结构等，根据舆情平台数据获取的需要，制定API获取的内容。通常情况下，API数据获取需要注册获取密钥后，才可进行数据请求工作。

（2）选择HTTP客户端工具

在获取API密钥后，使用编程语言（如Python，JavaScript，Java）和对应的HTTP库（如requests、axios、HttpClient）进行API调用。

（3）构建API请求

根据API文档说明，确定数据请求方法（如GET、POST、PUT、DELETE）后配置请求URL、数据类型、数据内容及参数。

（4）处理API响应

通常情况下，API返回状态码200表示请求成功，其他状态码表示失败或错误，需要根据具体情况处理。

（三）解析网络流量

解析网络流量获取数据通常被称为"抓包"，是通过监视和分析网络通信数据包来提取所需信息的一种方法。

1. 解析网络流量常用的工具

（1）Wireshark

功能强大的网络协议分析工具，提供了图形界面，适合详细的网络流量分析。

（2）Tcpdump

命令行工具，用于在控制台显示网络流量数据。

（3）Fiddler

专注于HTTP和HTTPS流量的抓包工具，适合网页和API流量分析。

（4）Charles Proxy

HTTP代理工具，用于截取和分析HTTP/HTTPS流量。

2. 解析网络流量获取数据的特点

（1）全面性

可以捕获所有通过某一网络接口的数据包，包括HTTP、HTTPS、DNS、TCP、UDP等协议，这使得分析更全面。

（2）协议无关性

无论是开放协议还是自定义协议，只要数据通过网络传输，就可以被捕获和分析。

（3）实时监控

可以实时查看网络流量，有助于舆情系统及时识别数据和获取数据。

二 网络舆情分析技术

网络舆情是社会舆情的一个重要组成部分，不仅反映了某些社会群体或阶层的社会政治态度，而且是社情民意的一个重要表现。建立网络舆情热点采集与追踪分析系统，及时、全面地掌握社情民意，对于提高决策的民主化与科学化，对于维护社会的稳定，都具有十分重要的意义。

（一）中文分词技术

在中文信息处理领域，最早也是最简单的中文分词方法是北京航空航天大学的梁南元教授所提出的查字典法。该法主要分为3种方式：正向最大匹配算法、逆向最大匹配算法、最少切分法。正向匹配算法把一个句子从左往右进行扫描，遇到字典中有的词就标示为一个词；逆向匹配算法则从右往左进行扫描匹配；最少切分法则是保证一个字符串切分次数最少的方法。其后出现利用统计语言模型分词的方法，该法可以用几个数学公式简单概括如下。

假定一个句子S可以有几种分词方法，为简单起见，假定有以下3种。

A1，A2，Ag，…，As；

B1，B2，B3，…，Bm；

C1，C2，C3，…，Cn。

其中，A，B，C等都是汉语的词。那么最好的一种分词方法应该保证分完词后这个句子出现的概率最大。也就是说，如果A1，A2，…，A是最好的分法，那么以此类推（P表示概率）。

P（A1，A2，A，…，A）＞P（B1，B2，B3，…，Bn），且

P（A1，A2，Ag，…，A）＞P（C1，C2，C3，…，Cn）

因此，我们利用上述"语义问题"中提到的统计语言模型计算出每种分词后句子出现的概率，并找出其中概率最大的，就能够找到最好的分词方法。一般情况下，中文分词方法分为以下3类：①基于字串匹配的分词算法；②基于规则的分词算法；③基于统计的分词算法。这3种分词方法各有利弊，其中以基于字串匹配的分词算法历史最悠久、最成熟。这3种分词方法的各种特征比较如下。

1. 词典依赖性

基于字串匹配的分词算法：基本思路即与词典进行比较，故词典是必需的，且词典越大，不能识别的词越少，分词正确率则越高；理论上讲，只要词库足够大，并且保持不断更新，就可以保持较高的识词率，但是无法解决歧义问题。基于规则的分词算法：理解字符串的含义，故不需要电子词典。基于统计的分词算法：仅根据统计得到最终的结果，故也不需要电子词典。

2. 语料库依赖性

基于字串匹配的分词算法：分词过程仅需词库，不依赖于语料库。基于规则的分词算法：理解字符串的含义，不依赖于语料库。基于统计分词算法：需要语料库进行统计训练，故语料库是必需的，且好的语料库是分词准确性的保证。

3. 规则库依赖性

基于字串匹配的分词算法：分词过程仅需词库，不依赖于规则库。基于规则分词算法：规则是计算机进行理解的基础，故准确、完备的规则库是这种分词算法的前提。基于统计分词算法：不依赖于规则库。

4. 歧义识别

在某些情况下，有的字串有多种分词方法，此时，这些分词方法中，仅有一种才能表达出正确的意义，其他的分词法则表达的是错误的意义，这种现象即称为歧义，也称为歧义识别。如，"武汉大学城新华书店"，正确的分词应该是：武汉/大学城/新华/书店，但是一个具有歧义现象的分词方式可能为：武汉大学/城/新华/书店。基于字串匹配的分词算法：仅是跟一个词库进行匹配，故不能进行歧义识别。基于规则分词算法：指通过理解字符串的含义，故有很强的歧义识别能力。基于统计分词算法：根据字符连续出现次数的多少，得到分词系列，故常能够给出正确的分词系列选择，但是也有可能判断错误的情况。

5. 新词识别

新词，又称未登录词。新词识别指正确识别词典中没有出现的词语，如姓名、机构名、地址、称谓等。任何一个词典，都不可能完全跟上多变的社会表达方式，特别是网络新兴流行语，词典中常不能完全收录这些词语，如"被自愿""被自杀""被就业"等新兴词语，在当前网络上都被作为一个词，如果按照传统词语来看，将是两个词，大量的研究证明新词识别是中文分词准确性的一个重要影响因素。

基于字串匹配的分词算法：一般无法正确识别未登录词，除非不时地监控跟进网络的变化，实时更新词库。基于规则分词算法：理解字符串的含义，从而有很强的新词识别能力。基于统计分词算法：这种算法对第二种未登录词有很强的识别能力，因为出现次数多，才会当作一个新词。对于第二种未登录词，这类词语有一定的规律，如姓名为"姓"＋"名字"，如张建国；机构为前缀＋称谓，如"希望集团"。故需要结合一定的规则进行识别，仅统计方法难以正确识别。

6. 分词准确性

到目前为止还没有完全准确的结论，从理论上而言，基于规则的分词算法有最高的分词准确性，理论上有100%的准确性；而基于匹配的分词算法和基于统计的分词算法是一种"浅理解"的分词方法，不涉及真正含义的理解，故可能会出现错误，难以达到100%的准确性。

7. 分词速度

基于字串匹配的分词算法：算法简单，操作容易，故分词速度快，所以这种算法常作为另外两种算法的预处理，进行字符串的粗分。基于规则分词算法：这种算法常需要操作一个巨大的规则库，故速度最慢。基于统计分词算法：这种分词算法仅是与一个统计结果进行比较，故速度一般。故一般的分词速度从快到慢依次为：基于字串匹配的分词算法＞基于统计的分词算法＞基于规则的分词算法。

8. 实施复杂性

同上面的道理，实施复杂性排序如下：基于规则的分词算法＞基于统计的分词算法＞基于字串匹配的分词算法。

9. 技术成熟度

基于字串匹配的分词算法：是最早出现也是最成熟的算法。基于规则的分词算法：是最不成熟的一类算法，到目前为止还没有成熟的算法。基于统计分词算法：已有多种成熟的算法，基本上能够满足实际应用。故技术成熟度：基于字串匹配的分词算法＞基于统计的分词算法＞基于规则的分词算法。

10. 算法复杂性

基于字串匹配的分词算法：仅进行字符串的比较操作，算法简单。基于规则分词算法，需要充分处理各种规则，故算法非常复杂，事实上到目前为止，此类算法还没有十分成熟。基于统计分词算法：需要语料库进行训练，虽然算法比较复杂，但是已经比较常见，故这种分词的复杂性比第一种大，比第二种容易。现在的实用分词系统基本采用这种算法。

（二）网络信息舆情可视化技术

面对数量庞大、种类繁多的网络舆情数据和监测指标，如何快速高效地探索理解数据背后的意义成为一大挑战，而数据可视化技术恰恰可以让复杂的数据瞬间变得明了易懂，并呈现更多含义。

广义上的数据可视化是数据可视化、信息可视化及科学可视化等多个领域的统称，但在网络舆情监测领域，通常只包括数据可视化和信息可视化两部分。

1. 数据可视化技术介绍

数据可视化（data visualization）是研究数据和信息视觉呈现的学科。它解决的问题一方面是如何将冰冷枯燥的数据和信息用有趣直观的方式呈现给受众；另一方面也是视觉分析的方法，帮助人们理解大量的复杂的数据背后隐藏的故事。它是将计算机科学领域的理性逻辑思维与艺术设计领域的视觉传达思维相结合的两种方式。它是一门横跨计算机、统计、心理学的综合学科，并随着数据挖掘和大数据的兴起而进一步繁荣。

数据可视化起源于20世纪50年代初的计算机图形学，人们使用计算机创建图形图表，可视化地将数据的各种属性和变量呈现出来。我们所熟悉的饼图、直方图、散点图、柱状图等就是最原始的统计图表，也是数据可视化的基础和常见应用。

图形是直观呈现数据的直接方法。然而，将大量数据在同一个图表中画出来并不容易。早期的测绘、天气数据都需要长时间的手工绘制。随着计算机绘图功能的开发，手工绘画已经完全被自动绘图程序取代，其问题的核心转移为要以怎样的方式呈现数据，以便数据中的信息能自然地体现出来。

可视化通过图形与交互的方式表达、诠释数据，能够以更加直观的方式提供对数据内涵的理解，同时通过互动的方式提供更加方便的数据分析手段。

可视化一个很重要的用途就是针对社会大众的信息传播和解释作用。一个优秀的可视化案例，无论受众的教育背景如何，都能够很方便地理解。对于一些公共事件，例如地震、传染病等，数据在短时间蜂拥而来，公众面对大量的信息迫切需要一个简洁方便的途径来了解事件的发展。动态的可视化就提供了这样一种途径，方便民众了解事态的发展。

根据信息传递方式，传统的可视化方法可以大致分为两大类，即探索性可视化和解释性可视化。前者指在数据分析阶段，不清楚数据中包含的信息，希望通过可视化快速地发现特征、趋势与异常，这是一个将数据中的信息传递给可视化设计与分析人员的过程。后者旨在视觉呈现阶段依据已知的信息或知识，以可视化的方式将它们传递给公众。

2. 数据可视化原理

可视化不是一个单独的算法，而是一个流程。一般来讲，可视化流程以数据流向为主线，整个过程可以看成数据流经一系列处理模块并得到转换的过程。用户通过可视化交互和其他模块互动，通过反馈提高可视化的效果。

作为探索数据的工具，可视化有它的输入和输出。可视化的对象或者说研究的问题并非数据本身，而是数据背后的社会自然现象和过程。换个角度来看，可视化的最终结果并不是人们所看到的一系列像素，而是用户通过可视化从数据中得到的知识和灵感。

在历史上，很多科学可视化和信息可视化工作者提出了各自的可视化流程模型，并应用于数据可视化系统中。下面介绍几种常见的可视化模型，以供读者学习。

（1）可视化流水线

1990年，Haber和McNabb提出了可视化流水线模型，描述了从数据空间到可视空间的映射，包含串行数据处理的各个阶段：数据分析、数据过滤、数据映射和数据渲染，如图2-1所示。该流程通常用于科学可视化系统。

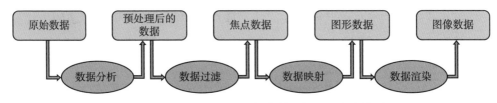

图2-1 Haber和McNabb提出的可视化流水线模型

（2）可视化参考流程

如图2-2所示，是Card、Mackinlay和Shneiderman提出的信息可视化流程模型，此模型已基本成为业界标准，目前所有的信息可视化系统和工具包都支持此模型，只是在具体实现中存在差异。

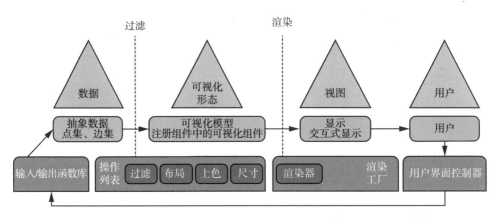

图2-2 Card、Mackinlay和Shneiderman提出的信息可视化流程模型

图2-3展示了一个典型的可视化分析流程。其起点为输入的数据，终点是获取的知识。从数据到知识有两个途径：对数据进行交互可视化，以帮助用户感知数据中蕴含的规律；按照给定的先验假设进行数据挖掘，从数据中直接提炼出数据模型。用户既可以对可视化结果进行交互修正，也可以调节参数来修正模型。

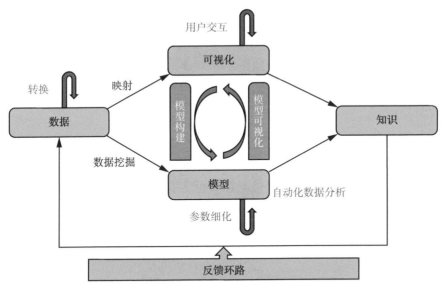

图2-3　典型的可视化分析流程

3. 数据可视化常用的工具

随着人们对数据可视化的关注度越来越高，市面上涌现出一批优秀的可视化工具（语言），这其中有成熟的商业软件，也有优秀的开源产品，推荐大家认真研究学习。常用的可视化工具如下。

（1）Tableau

Tableau是一家提供商业智能的软件公司，总部位于美国华盛顿州西雅图市，致力帮助人们看清并理解数据，帮助不同个体快速且简便地分析、可视化和分享信息。

Tableau公司在全球拥有9000多家企业或组织客户，遍及各个行业的各类规模企业。2011年，Tableau被美国高德纳咨询公司（Gartner）评为世界上发展速度最快的商业智能公司。

Tableau软件产品主要为Tableau Desktop和Tableau Server，另外还有Tableau Reader、Tableau Public和Tableau Digital。

其特点如下：①学习成本很低，可以快速上手。②未掌握统计原理的人，也能借助它完成非常有价值的分析。③文科同学也能够快速完成过去IT和数据分析高手才能完成的工作。④数据可视化独具特色，能更直观生动地展现。⑤海量数据处理非常快。⑥可以实现Dashboard和动态数据更新。⑦所见即所得。⑧完成基本统计预测和趋势预测。⑨Web服务器应用——商业智能。⑩数据源丰富。⑪输出方便。

（2）R语言

R是用于数据处理、统计计算、绘制图表的扩展性很高的开源语言和环境。R的一个关键特性就是能够绘制出非常有设计感的图表。从实践角度来看，R既提供便捷的默认绘图属性，又提供丰富的可定制属性。虽然许多人把R看作一门统计语言，但它的可视化方面的潜力也十分强大且受到越来越多的重视。

（3）Processing

Processing是可以创作图片、动画和交互的开源编程语言和环境。它是由Ben Fry和Casey Reas在2001年设计开发的，当时两人还是MIT媒体实验室John Maeda教授的学生。现在Processing已是可视化领域最重要最常见的编程语言之一，特别是在Fry的《数据可视化》（*Visualizing Data*）这本书出版之后。《数据可视化》生动地展示了Processing在数据可视化方面的潜力。今天，数以万计的学生、艺术家、设计师、研究者和爱好者都用Processing进行学习和创作。

（4）D3

D3（data-driven documents，数据驱动文档）是Protovis的开发者之一Mike Bostock开发的可视化框架。它的最大特性就是能把数据和文档对象模型（DOM）结合，从而对文档进行数据驱动的操作和交互。D3的轻量级特性使它能够更好地利用CSS3、HTML5和SVG等底层技术。D3性能出色，支持大数据集，可用它非常灵活地设计Web可视化应用。

（三）话题检测与跟踪技术

话题检测与跟踪（TDT）的研究最初是由美国国防高级研究计划署（DARPA）发起的，旨在没有人工干预的情况下自动检索、判断和识别新闻数据流中的话题，通过每年举行的TDT测评会议，发表和展示TDT研究成果，并确定TDT研究方向和课题，以及TDT测评任务。TDT测评会议共设立了6项测评任务，即：新事件检测（new event detection）、报道关系检测（story link detection）、话题检测（topic detection）、话题跟踪（topic tracking）、自适应话题跟踪（adaptive topic tracking）和层次话题检测（hierarchical topic detection），其中话题检测与话题跟踪是核心问题。

TDT技术的最初应用主要是新闻出版领域，用于新闻流的话题检测和事件跟踪。后来被扩展到互联网上，用于检测和跟踪以话题词为中心的互联网新闻热点话题及流行词，因此成为网络舆情分析中的重要技术。

TDT是从一篇文章的主题作为切入点，通过对文章主题的发现和跟踪，把各种分散的信息进行有效的汇集，并且组织成线索提供给用户进行查阅，厘清一个主题事件的来龙去脉，把握整个事件的整体和细节。例如，在网络舆情监测中，通过TDT技术对各种信息源的监测和分析，从中识别出针对某一突发事件的各种报道，并对事件的演化过程进行跟踪。TDT技术还可以应用于证券市场分析等领域，用途比较广泛。

TDT技术主要涉及报道和话题的表示模型、相似度计算、特征项选取、文本聚类与分类的策略选择等相关技术。

1. 表示模型

为了判断一个报道是否与某一话题相关，首先需要使用适当的模型来表示报道和话题，以便对两者的相关性进行计算和比较。常用的表示模型有向量空间模型和语言模型。其中，语言模型是一种概率模型，语言模型的基本思想是对于在某一报道中出现的词，采用期望最大化（EM）等算法来分别估算该词在某个话题所有报道的概率分布和在整个语料库中的概率分布，可以得到某一报道讨论该话题的概率，这样就构成了一个词的生成模型。

在话题检测与跟踪中，人们提出了多种语言模型，如隐马尔可夫模型、指数语言模型、层次语言模型、语义模型等，其中效果较好的是LDA（Latent Dirichlet Allocation）模型。

2. 相似度计算

在TDT中，为了判断某个报道属于哪个主题，首先需要采用某种相似度度量方法来计算报道和主题之间的相似度，然后将相似度值和阈值进行比较，最后做出判断。相似度度量方法有很多种，TDT中常用的相似度度量方法有内积、Dice系数、Jaccard系数、余弦系数及欧几里得度量等。

3. 特征项选取

在向量空间模型中，使用特征项来表示文本向量空间中的各个维度，因此特征项选取方法非常关键。直接使用分词和词频统计方法来得到特征项，可能造成向量空间维度比较大，给后续处理带来很大的计算开销，还会影响到分类和聚类算法的性能。因此，需要对文本向量做净化处理，在保证原文含义的基础上，找出最具代表性的文本特征项。这个问题归结为找到一种低维度的特征选择方法。最常用的特征选取方法是统计方法，这种方法比较精确，人为因素的干扰较少，尤其适合于文本自动分类挖掘。

基于统计的特征选取方法通过构造评估函数，对特征集合中的每个特征进行评估和打分，这样每个词语都获得一个评估值，又称权值。然后将所有特征按权值大小排序，提取预定数目的最优特征作为提取结果的特征子集。这种方法关键是评估函数的性能，决定了本特征提取的效果。这类算法主要有文档频率（DF）、信息增益（IG）、互信息（M）、卡方检验（CH Ⅲ）等，其中CH Ⅲ、IG和DF的性能较好。

4. 文本聚类

话题检测是一个文本聚类问题，其任务是将某个话题的所有报道自动归入一个话题类，它是在事先没有分类体系和训练语料的情况下对报道进行聚类分析，给出一个最佳的划分，而不需要预先对文档类别进行标注。

文本聚类是一种无监督的学习过程，不需要预先对文档进行手工标注类别，即不依赖于文档集合划分的先验知识，仅根据文档集合内部的文档对象彼此之间相似度关系并按照某种准则进行文档集合划分。文本聚类划分主要依据于这样的聚类假设：同类中的文档彼此之间的相似度较大，而不同的类之间的文档相似度较小。由于文本聚类分析不需要事先定义文档类别，对获取大规模多元数据集合的结构特征是有效的，能够发现数据之间所隐含的某些关系，因此在数据挖掘和知识发现领域中得到了广泛应用。典型的文本聚类过程可以分为三个步骤：文本表示、聚类算法和效果评估。文本表示是指使用向量空间模型等文本表示模型，把文档表示成聚类算法能够处理的形式；聚类算法是指使用无监督学习算法对文档集合进行划分，文本聚类算法有很多种，常用的算法有层方法、划分方法、基于密度的方法、基于网格的方法、基于模型的方法等；效果评估是指用准确率、召回率、漏报率和误报率等测评指标来评价聚类的效果，也是对聚类算法性能的评价。

5. 文本分类

话题跟踪是一个文本分类问题，其任务是判断某个报道是描述了一个新话题还是对某个旧话题的进一步跟踪报道。话题跟踪是一种特殊的文本分类过程，与传统的文本分类过程相比，话题跟踪中的文本分类是面向话题而不是面向概念更宽泛的主题，判断的依据更具体、粒度更细，处理的对象是动态的、随时间变化的报道流，而不是静态的文本集合。因此，在话题检测和跟踪中，不遗漏信息更为重要。

文本分类是一种有监督的学习过程，需要事先给定一个分类体系和一个标注好类别的文本集合，利用这些资源来构造一个分类器，将待分类文本归入不同的、预先定义的类别中，可以把这种分类过程称为文本归类。

文本分类过程可以分为手工分类和自动分类，手工分类首先由专家定义分类体系，然后由人工进行网页分类。这种方法需要大量的人力，现实中已经很少采用了。自动文本分类方法大致可以分为两类：知识工程方法和机器学习方法。两者相比，机器学习方法能够达到相似的精确度，并减少了大量的人工参与，成为文本分类的主流方法。

典型的文本分类过程可以分为三个步骤：文本表示、分类器构建和效果评估，其中文本表示和效果评估的方法与文本聚类相同，而分类器构建是文本分类中关键的环节，应当根据所要解决问题的特点来选择一个分类器。在选定构建方法之后，在训练集上为每个类别构建分类器，然后把分类器应用于测试集上，得到分类结果。在文本分类中使用的学习算法有多种，如Rocchio算法、k最近邻居（KNN）、决策树、简单贝叶斯、神经网络、最大熵、支持向量机（SVM）等。其中，比较常用的是Rocchio、KNN、决策树、SVM等算法。

事实上，每种分类算法都有各自的长处和局限性，它们经常可以互为补充。实际应用和算法实验表明，在文本分类中，KNN方法和多种方法的组合具有较好的性能。

（四）文本情感分析技术

在网络舆情监测中，对于一个突发社会公共事件引发的网络舆情，网民所持有的情感倾向性往往是多元化的，包括正面或负面、赞扬或批评、支持或质疑、肯定或否定等。通过文本情感分析技术，能够自动识别出其情感倾向性，并给出分类统计结果，有助于及时采取应对措施。

文本情感分析技术主要研究如何对文本所表达的观点、情感、立场、态度等主观性信息进行自动分析，从海量文本中识别出人们对某一事件或政策等所持有的观点是褒义还是贬义，提高对文本情感分析的效率。文本情感分析技术涉及自然语言处理、计算语言学、人工智能、机器学习、信息检索、数据挖掘等多个研究领域，属于交叉性技术。

文本情感分析可以分为词语情感分析、句子情感分析、段落情感分析、文档情感分析等不同的层次。

1. 词语情感分析

词语情感分析的对象是在特定的句子中出现的词和短语。表达情感的词大多是名词、动词、副词和形容词，其情感倾向可以分为褒义、贬义和中性三类，词语情感分析包括对词的情感极性、情感强度及上下文模式等进行分析。在词语情感分析时，需要借助于标注有倾向性的情感词典，通常是面向领域应用来构建情感词典。在构建情感词典时，大多采用在已有的电子词典或词库上进行扩展的方式。例如，在知网的知识库上进行扩展。

2. 句子情感分析

句子情感分析的对象是在特定的上下文中出现的句子，其目的是通过分析句子中的各种主观性信息，判断该句子是主观句还是客观句。对于主观句，进一步提取出句子中的主观关系，实现对句子的情感倾向的判断，同时还要分析与情感倾向性相关的各个要素，如评价对象、情感极性、情感强度等。由于文本情感分析的对象是主观句。因此，主题句、主观句及主观关系等识别和提取是句子情感分析的基础。

3. 段落情感分析

段落情感分析的对象是经过文本分割后的语义段而不是自然段落。由于语义段之间存在着语义联系，有助于对文本情感进行细化分析。在语义段情感分析时，以语义段中的句子为基本单元，通过计算句子情感值和语义段情感值，最终得到文本的全局情感值，实现对整个文本的情感分析。

4. 文档情感分析

文档情感分析的对象是一篇完整的文章，从整体上分析某个文章的情感倾向性。由于文档情感分析属于文本分类问题，通常采用机器学习方法，如朴素贝叶斯、最大熵、支持向量机等方法来解决文本情感分析问题，首先构建语料库，人工标注语料库中每个文本的情感倾向，并将语料库分为训练集和测试集，然后对模型进行训练和算法测试，对模型和算法的文档情感倾向识别能力进行评价。

在文本情感分析中，主要采用有监督的机器学习算法来识别文本中的评价对象及情感倾向。这种方法需要事先由人工标注语料库的情感倾向，作为训练样本，不同领域的训练样本也不同。然后构造一个分类器算法，经过自动训练后，对待分析文本的情感倾向进行分类识别。这种方法的优点是简单易行、识别准确率较高，整体效果较好。但是该方法依赖于人工标注的语料库，而人工标注语料库费时费力，并且缺乏标注标准，语料库标注格式也不统一。

另外，在文本情感分析中可以采用语言建模方法，它采用统计学和概率论方法对自然语言进行建模分析，发掘出自然语言中的规律和特性，解决自然语言信息处理中的特定问题，语言建模技术已被广泛应用于语音识别、光学字符识别、手写字识别、机器翻译、文本分类及文本检索等诸多领域，成为自然语言信息处理的主流技术之一。在基于语言建模的文本情感分析中，首先选择一种统计类语言模型作为基本语言模型，然后在标注有褒贬倾向的训练文本集上对情感模型进行估计。对于每一个测试文本，比较其语言模型与情感模型之间的相似度，如果与某个情感模型更为相似，则认为该文本的褒贬倾向与这个模型的褒贬倾向相一致，从而实现对文本情感倾向的识别。

由于文本情感分析技术将文本的情感倾向分为褒义和贬义两类，对于网络舆情监测中来说还不够细致。在此基础上，还需要通过人工做进一步的统计分析。

三　网络舆情传播节点发现技术

（一）舆情关键传播节点分析

网络舆情研判中的节点维度是要关注舆情演化趋势中峰谷的关键环节，传播主体中的意见领袖、关键发酵平台、刺激性因素等都属于此范畴。比如，论坛中的网络版主，可以对所管辖的版块进行维护和管理，是论坛的把关人，不仅可以删除帖子、修改帖子、封存帖子、批量管理帖子，也可以以置顶帖子、设置精华帖、奖励积分等方式为网民观点和意见设置议程。根据事件发展变化探查关键节点，有助于更加科学地研判舆情。普通网民信源的研判并没有一般的规律可循，很多热点舆情都来自名不见经传的普通自媒体账号，但是在舆情发酵过程中，小V、中V和大V的个体和媒体等这些关键意见领袖的参与扩散也成为需要重点研判的要素，它们的界定和传播角度对舆情发酵和演变至关重要。

（二）人物画像及相关信息挖掘

当发现一个互联网人物需要重点监控后，系统可以根据历史大数据进行人物的相关信息发现，通过指定或发现线索进行人物在互联网上的行为轨迹，通过公开信息计算用户的姓名、工作单位、手机、QQ等信息，并且通过挖掘到的线索进行各大论坛账号计算绑定，计算用户同时使用的论坛、微博等不同网站的言论和信息。

（1）人物线索发现

当我们在互联网上发表言论或进行活动的时候，经常在不经意间会表露相同的身份或可以追踪的身份信息，例如：微博中的实名，加V，表露出的工作单位，在某个回帖中留下的手机号、QQ号、E-mail、昵称等线索信息。

系统通过实体抽取和关键元数据抽取技术从所有公开数据中获取多种线索，当发现联合出现线索的时候会将线索联合，使用TF-IDF逆频率进行无效线索排除。

（2）线索抽取

系统使用概率和指定规则的方式进行主要线索抽取，例如：QQ关键词周围的连续数字就有可能存在QQ号码等。

（3）TF-IDF逆频率的无效线索排除

但是线索抽取后很有可能出现无效线索，比如大量信息抽取出同样的线索，一般存在广告或无效的信息，对于此类线索需要进行排除，以保留有效线索。

（4）线索联合、整合

当线索发现后，从相同文本中抽取到的其他线索，即可作为联合线索，当线索联合化后，针对人物的发现会更加精准和全面。同时同一人在不同信息中表露出的线索也可以进行整合和发现，进行线索的自动补全。

（5）人物线索的可信度计算

当人物线索被区分出来后，系统会自动进行人物线索可信度计算，计算当前线索可以区分人物的概率，如果概率过低，则需要提供更多人物线索。

（6）基于大数据平台的人物轨迹串联

当人物线索发现和补全后，即可从大数据平台通过线索的串联，发现人的行动轨迹、活动论坛、常用微博、微信等。

（7）大数据下的人物活动轨迹

通过发现的人物线索，可以从海量大数据平台中获取关于人物的相关信息，从中计算出人物的活动轨迹，从而发现更多的线索，比如，同一个人活动的不同论坛，同一个人使用的不同账号，常用的微博、微信等自媒体账号等活动轨迹。

（8）目标人物轨迹的新线索发现

当人物轨迹计算后，我们可以通过人物轨迹获取到更多的人物线索，比如发现人物出现在新的论坛，可以从中获取到新的注册信息，新发现论坛对应的账号、发言线索等，不断自动补充人物线索。

（9）目标人物线索串联后的信息整合

目标人物线索发现及轨迹刻画之后，即可进行人物信息整合，将人物所有发布的微博、论坛、微信等自媒体和社交媒体数据进行数据整合和统一，获取人物在任何媒体中发表的历史言论和观点，以及即时信息。

（三）意见领袖识别分析

在网络舆论形成过程中，意见领袖发挥了积极的推动作用。在网络论坛中，大部分用户以浏览为主，对感兴趣的话题进行回复，他们的观点往往跟随意见领袖。在意见领袖的引导和影响下，局部观点或意见可能演化为网络舆情。因此，通过意见领袖来引导和控制网络舆情是十分重要的。要达到这一目的，首先需要解决网络论坛意见领袖识别问题。

意见领袖是传播学的重要概念，是指在人际传播网络中经常为他人提供信息，同时对他人施加影响的"活跃分子"，他们在大众传播效果的形成中起着重要的中介或过滤的作用，由他们将信息扩散给受众，形成信息传递的两级传播。

"意见领袖"一词最早出现于20世纪40年代，是由美国著名传播学先驱Lazarsfeld在他的著作《人民的选择》中最先提出的。他发现，在美国总统大选期间，大多数选民获取信息并接受影响的主要来源并不是大众传媒，而是一部分其他选民——Lazarsfeld称其为"意见领袖"，他们频繁接触报纸、杂志、广播等媒体，对有关事态了如指掌。来自媒介的消息首先抵达意见领袖，意见领袖再将其传递给同事或其追随者。这一过程即为著名的"两级流动传播"。此后西方学者掀起了对"意见领袖"和"两级流动传播"理论研究的高潮。

　　在互联网时代，与传统社会意见领袖一样，网络意见领袖与受其影响者处于同一群体并拥有共同的兴趣爱好。不同的是，他们所属的同一群体是存在于网络社会的虚拟群体，这些群体是基于共同兴趣而建立的。共同兴趣是意见领袖与受其影响者之间产生联系的基础，也是意见领袖发挥个人影响力的前提。而同一群体的身份使意见领袖的意见和观点更具说服力，更易获得群体成员的信赖和尊重。

（四）水军识别分析

　　由于网络论坛具有多元化、开放性、匿名性及互动性，成为广大网民发表言论、获取信息的重要网络平台，也是网络舆情形成的主要网络平台。网络舆情包括正负两个方面，正面网络舆情是由网民发帖、点击和回帖形成的网络舆情，反映了公众对现实生活中的某些热点、焦点问题所持的具有较强影响力和倾向性的言论和观点。负面网络舆情主要是由造谣者散布的网络谣言或者由网络水军炒作而引发的虚假网络舆情，对人们的社会生活和意识形态造成负面的影响。因此，网络水军炒作行为是引发虚假网络舆情的主要来源和推动力。

　　网络水军在炒作某个话题时通过发帖和回帖推动该话题迅速形成网络论坛热点话题，引起广大网民的关注，进而引发虚假网络舆情。可见这种热点话题是由网络水军通过发帖和回帖推动的，因此称为网络水军热点话题，其帖子称为网络水军热帖。

　　通常，网络论坛热点话题从产生到消失需要经历潜伏期、显现期、演进期、衰退期、消解期5个阶段的生命周期。在这些阶段，热点话题和一般话题一样，也有一个发生、发展和消失的过程，也就是从量变到质变的过程。在热点话题发生前，总会有一些征兆出现。只要及时捕捉到这些信息，加以分析处理，就能及时检测到话题幕后的推动力量，并对话题的演化过程有一个基本的认识，从而采取必要的应对措施。

网络水军对舆论的引导过程分为主题吸引和观点吸引两个阶段。首先，他们将炒作的话题信息密集发布于各个网络论坛上，并通过在短时间内大量的回帖来吸引网民的眼球，引发公众围观效应。然后通过角色扮演和情感"认同"，有理有据的逻辑表达和团体协同生产等手段进一步影响网民的思想，达到左右舆论的目的。主题吸引阶段对应于热点话题生命周期中的潜伏期和演进期前期，在这一阶段，主要由网络水军不断地发帖、回帖，网民还很少参与其中。一旦进入观点吸引阶段，大量网民参与其中，网络水军的作用就不明显了。

因此，网络水军热帖检测应侧重于潜伏期，首先通过分析网络水军推动的热点话题或热帖在潜伏期内的基本特征，定义并提取热点话题特征参数。然后采用机器学习算法对网络水军热帖进行分类检测，从网络论坛热点话题中准确识别出网络水军热帖。

四　网络舆情预警技术

网络舆情的预警是指在危机舆情爆发之前，依据数据分析对其走向做出预测并对其发展进行有效控制，从而达到化解危机的目的。舆情预警的关键点是"尽早发现、及时控制"，并通知相关部门提前做好有效的应对准备。

（一）舆情预警等级机制

黄鸣刚等在综合考虑国际惯例、相关机构部门的管理规定及网络舆论发展趋势三个方面后，将网络舆情的等级划分为轻度、中度、重度、特重度四个等级，分别采用蓝色、黄色、橙色、红色表示。

1. 蓝色级

网络舆论开始出现聚集现象，但是网民对此事件的关注程度还处于比较低的阶段，舆情传播的速度也较为缓慢，影响力比较小，此时还没有转化为行为舆论的可能性。

2. 黄色级

出现了网络舆情的局部范围扩散，网民对舆情关注的程度已经比较高，传播开始加速，但是舆情的影响仍然局限在一定的范围，不完全具备转化为行为舆论的可能性。

3. 橙色级

该阶段已经出现了网络舆情的全范围扩散，网民对该舆情的关注程度已经比较高，且已经引起境外媒体的关注，传播速度明显加快，舆情信息的影响已经扩散到较大的范围，此时已经具备转化为行为舆论的可能性。

4. 红色级

舆情信息已经出现了明显的社会影响力，多数网民对该舆情持续关注，热情高涨，已经激发众多媒体的高度关注，传播速度极快，需要投入极大的关注，做出高度预警。

（二）舆情预警指标构建

构建合适的舆情预警指标体系是进行及时、准确预警的关键，本节在介绍舆情构建原则的基础上，简单介绍一下孙建国提出的舆情预警指标体系。

指标的选择应该精、准、全，即舆情预警的指标要精练，不能出现内容重叠，否则会影响最终预警值计算的准确度。"准"即选择的指标能准确地反映舆情信息的热度，"全"和"精"并不冲突，要在"精"的前提下，实现全面舆情监测。具体构建原则如下。

1. 指标值便于量化

舆情预警是通过预警值的计算判断舆情是否被高度关注，只有依据可量化的指标才可以计算出具体的数值，所以在构建舆情指标时，指标的选择要遵循"易操作，可量化"的原则。

2. 指标的选择具有导向性

要求各个指标可以真实地反映舆情的实际发展趋势，预警结果必须具有可参考性，否则就失去了预警的价值。

3. 构建的指标具有相对的稳定性

虽然不同舆情发展方向不同，传播路径也不尽相同，但指标的构建要达到"以不变应万变"的相对稳定性，或者具有可扩展性，能动态调整，能适应于不同的舆情发展。

在上述原则的基础上，依据不同理论可构建出不同的指标体系：黄鸣刚依据舆情的生命周期按阶段构建了舆情的指标体系，郝楠等基于舆情传播过程中参与的角色构建了一种舆情预警指标体系，如图2-4所示。

依据舆情预测的基本理论，将上述指标量化、融合，最终可计算出舆情的

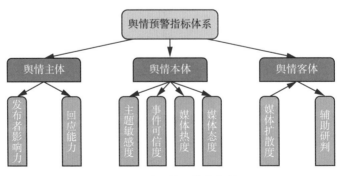

图2-4　一种舆情预警指标体系

预警值，当该值大于一定阈值，该条信息将进入预警状态。预警指标体系的构建是舆情预警的重点。个人认为，针对该方面的研究可从三个角度展开：一是从不同的角度构建舆情预警指标；二是在已有的舆情指标大类中，小指标细化，或者采用不同的、更为合理的量化方法；三是采用有效的方法将不同指标值有效融合。

第三章

医学健康信息舆情平台需求分析

一 用户需求

（一）用户特征

本平台主要涉及的用户为国家卫健委、中国医学科学院及下属机构、医疗卫生机构、科研院所等。用户需求主要是监测、溯源及分析所属机构突发事件的传播情况、互联网热点健康事件的传播趋势等。用户群体对医学健康事件监测的周期、分析的维度不尽相同、访问时间也较为分散，因此本平台在设计时需根据用户对健康舆情事件监测的需求，设置不同监测权限与数据抓取频率、周期，实现平台资源的合理分配。

（二）用户类型

为保障本平台各项功能运行平稳，资源调配合理，数据调用安全可控，用户角色设计及职责分配需要做到职责明确、独立，同时还需保证权限监管。

根据用户权限，用户类型如下。

1. 管理员

管理员用户负责初始化健康舆情监测账号设置，包括调整健康舆情监测账号服务状态、设置账号使用期限和数据存储期限、健康舆情事件监测数量等，同时管理员用户根据健康舆情监测账号需求，可调整其账号内的应用模块使用权限，以保证平台资源的优化管理。

2. 日志员

日志员用户负责记录本平台所有用户的操作日志，包括各账号用户名、密码改动日志、用户登录异常日志、健康舆情信息监测及浏览日志等。日志员用户拥有查看、按条件筛选日志的权限，但不赋予删除日志的权限。

3. 安全员

安全员用户负责查看并处理本平台运行情况，包括平台运行负载情况、数据抓取及存储情况、用户异常登录行为情况等，安全员用户根据平台可视化界面，完成平台的资源配置等。

4. 健康舆情监测人员

健康舆情监测人员是本平台实施健康舆情事件设置、监测、分析的用户主体。该类用户可通过该平台完成健康舆情事件监测配置、按用户需求生成舆情报告、通过数据可视化界面追踪健康舆情事件传播趋势等任务。

二 平台功能需求分析

（一）医学健康信息舆情采集及预警模块

1. 医学健康信息舆情采集模块

可根据用户设置关键词、时间范围等信息从而采集国内外媒体新闻信息、论坛文章、媒体平台文章、问答平台、纸媒信息、用户评论、用户信息等舆情信息，并实现不同来源、不同格式、不同类型、不同形态的医学健康舆情信息有序采集与集中存储。

（1）采集技术要求

数据采集系统支持媒体源反扒机制，系统具备代理IP功能，可自动对具备反扒机制的媒体源进行采集工作，保证媒体源的有效性及采集的实时性。

系统网站对于采集的屏蔽比较重要的一个手段是对IP的屏蔽和限制访问，非常多的网站对IP有各种各样的限制，例如，搜索引擎的单IP请求的验证码验证，微博的IP屏蔽，国外资源网站等的IP段屏蔽。

系统需建立全国各个省市的IP池及大规模国外代理IP池，当对应采集网站出现IP屏蔽时，可以进行大规模IP切换进行数据抓取。

（2）采集监测范围

系统对互联网新闻网站、新闻APP、论坛、贴吧、电子报、视频、微博、微信公众号等的数据7×24小时匹配关键词、标题、内容等组合进行采集，支持按上述媒体类别进行分类展示，并支持按上述类别独立和多项同时进行查看。

实现对互联网新闻、论坛、平媒、视频、微博与微信、手机APP等互联网信息7×24小时监控，以及境外网站的数据采集。

覆盖主流网站10万＋，基本覆盖微博所有账号、微信公众号、百度贴吧，超过400个主流APP，电视台超过300＋，电子商务、平媒电子版2000家，并可覆盖多种境外数据，如Twitter、Facebook等主流境外网站。

（3）小视频监测要求

小视频模块可以根据用户设置的关键词，对抖音、快手、西瓜、秒拍、美拍、火山、哔哩哔哩等市面上主流的小视频平台进行监测。最新发布的视频能保证在1小时以内采集回来。

（4）信息定向采集要求

根据工作需要，对新闻网站、论坛、百度贴吧、微信公众号、手机客户端、高危的微博账号进行主动添加，实现定向监测。可定向对单个网站、单个ID或者单个频道进行监测。

（5）智能识别图片要求

对图片微博、聊天记录截图、涂鸦图片、拉横幅图片、旧文新发截图中包含的文字内容进行识别，发现敏感信息进行预警推送。

互联网舆情发现预测分析服务系统利用OCR技术，对微博、论坛、贴吧、微信公众号等文章内容中的图片信息进行识别，提取图片中的文字信息进行关键词匹配。可有效识别聊天记录、新闻截图、举报信照片、旧文新发截图等敏感舆情。

（6）关键词设置

专题关键词设置不少于1000个，包含地域词、主体词、事件词、歧义词等。

信息匹配规则：根据地域、主体、事件词三类进行匹配，每组关键词为且（and）关系，例如，"北京"and"某幼儿园"and"暴发手足口"，数据采集内容需命中该组关键词。

2. 医学健康信息预警模块

平台自动预警，提供7×24小时预警推送。当平台监测到突发事件发生时，触发预警报警模块，通过提示框、微信等方式及时通知相关人员，实现及时预警、快速处理舆情的效果。

（1）预警设置

通过自定义关键词，可根据需求添加、修改预警关键词，并能够按照不同专题进行关键词管理。关键词设置，至少具备地域关键词、主体关键词、事件关键词三组关键词。关键词总数不少于100（可扩展）。支持歧义词设置，包含歧义词的信息自动排除。传播阈值设置，设置数据传播量或评论量预警，当舆情数据的传播数据超过阈值设置时，触发预警。

（2）专题预警词设置

添加、修改内容包括：预警关键词名称、地域词、主体词、事件词、排除词。预警条件及规则如下。

● 数据标题或正文中必须含有设置的预警词，且该数据传播量超过阈值设置，触发预警。

● 72小时内，相似度高于50%的数据，不会重复预警。

（3）医学健康预警信息推送模块

平台支持根据用户设置，平台可自动、不间断地提供舆情信息及预警信息推送功能；对舆情信息的自动推送，提供7×24小时预警信息推送。用户可以设置推送条件和接收人，推送条件包括信息来源、推送时间、推送频次等，平台自动推送负面舆情、预警舆情、分类舆情等信息，实现重要舆情随时随地即可送达用户，推送方式包括邮箱、微信和APP等多种方式。除自动推送外，支持对重要舆情进行单条的人工推送，单条推送信息在APP手机客户端以专区模块单独体现。平台可以导出推送数据。

● 弹窗预警：实现在舆情工作台页面弹窗预警。

● 客户端推送：实现手机客户端的自动预警推送。预警时间不高于5分钟。

● 微信端预警：实现绑定微信账号自动预警推送。

● 其他：短信、邮件等。

（4）预警信息浏览

根据用户设置的舆情浏览专题、专题推送设置、预警词，展示达到推送和预警级别的全部医学健康信息。用户可以浏览预警信息的详细内容，包括标题、发布时间、来源、作者、属性、转发数、文章正文、原始链接。可以通过媒体类型、浏览范围、起止时间、推送预警等筛选条件对预警进行筛选。可以删除某一条预警信息。可以收藏或关注某一条预警信息。重要信息可以加入关注，方便永久保存查看。

（二）医学健康信息舆情分析模块

1. 舆情分析设置模块

平台为用户提供基于界面的通用信息搜索、查询和浏览等功能。

（1）精准设置

● 微博内容时间点过滤：微博信息中出现的时间在专题创建时间前后1个月之外的数据会被过滤掉。

● 标题匹配：只有当标题中包含地域词、主体词、事件词时，信息才会被标为精准信息。

● 地域匹配：设置地域匹配后，信息发布、传播地区匹配设置的地域词后，反馈相关数据。

（2）定向设置

● 定向设置可以从媒体类型（包含新闻、论坛、微博、平媒、微信、视频、长微博、APP、评论）、域名、频道、账号进行设置。

● 域名：例如，bbs.baidu.com，t.qq.com，163.com，sina.com.cn。

● 频道：域名下的具体频道，例如，百度贴吧-安徽吧，新浪网-新浪安徽。

● 账号：具体的账号名称，例如，人民日报、央视新闻。

2. 舆情浏览分析

根据设置的关键词监控主要门户网站、新闻网站、视频网站、重点论坛/BBS、贴吧、新闻跟帖、微博、微信、APP客户端等发布的与用户设置的专题关键词相匹配的舆情信息。用户在浏览信息时，可根据需要对该信息进行数据导出/加入关注/加入预警等操作处理，也可以批量处理多条信息。

舆情信息列表中展示的信息需按照发布时间顺序排列。没有进行媒体类型筛选时默认显示所有媒体类型的舆情信息。当有新的舆情信息发布时页面自动刷新，且会在操作栏下方显示目前已有多少条新的数据更新，最新的信息在列表最上面显示。

（1）搜索与查询

用户可以选择搜索类型（包括全文、标题、来源、作者）后，在输入框中输入用户要搜索的内容，进行模糊搜索。包括组合检索、二次检索、联想检索、模糊检索、拼音检索、纠错检索、标题检索、分类检索、日期范围内检索、专题检索、信息外部属性检索。

信息筛选包括全部、新闻、论坛、视频、APP、评论、其他等信息来源的筛选。用户可基于信息来源，根据倾向性（全部、正面、负面、中性）、噪音过滤（全部、正常信息、过滤信息，且后台开启精准设置后会显示精准信息）、重复信息（去重、不去重）、浏览范围（全部、已读、未读）、起止时间（全部、当天、一周内、自定义）、自定义来源（可以显示用户在系统设置中添加的自定义来源，自定义来源的添加详见系统设置），对信息进行筛选。

（2）信息标记栏

用户可勾选信息状态，包括标为已读、标注预警、标注倾向性（标注正面、标注负面、标注中性）、删除。信息显示条数。可以隐藏/显示摘要内容。

（3）信息列表

显示：信息标题、信息摘要、发布时间、信息来源、发布者、相同信息条数等项目。用户在浏览信息时，根据需求点击信息图标，将指定信息加入预警、标为负面、标为正面、标为中性、删除。

（4）专题统计分析图表

专题统计分析以图表形式展示系统所采集的当前专题的数据信息情况。包括舆情走势图，信息来源分类、倾向性数据统计图，热点排行，热词排行，活跃媒体，活跃作者。用户可根据需求，勾选所展示数据的倾向性等。

3. 舆情事件分析

事件和话题在传播过程中会出现很多变体和转载变形，事件分析是通过信息指纹抽取方法将所有信息进行整合归纳及预处理，获取到全量的事件相关数据后，即可对事件中各个要素进行进一步分析。

进行事件中要素和实体的抽取时，将时间、作者、转发、意见领袖等事件要素进行抽取，同时使用条件随机场的实体抽取技术进行涉及人物、涉及机构、涉及地点等事件线索实体进行抽取。

（1）首发媒体

事件涉及信息的首发媒体列表，包括信息的发布时间、媒体类型、新闻内容标题、信息来源等信息。主要用于事件溯源，根据所追踪的事件，查询新闻、视频、平媒、论坛、贴吧、博客、微博、微信、新闻客户端等媒体类型首次报道该事件的发布时间、媒体名称、标题等。点击标题可查看具体信息。

（2）事件脉络

通过事件主要参与者的信息，根据时间将整个时间的开始、发生、发展、经过和结果用数轴的形式展示出来。从传播角度分析事件源头及传播轨迹，定位传播引暴点及相关的参与媒体。

- 厘清事件源头：计算各媒体渠道的首发，帮助用户定位事件传播的源头。

- 复盘传播轨迹：聚合传播内容，按照时间脉络对传播轨迹进行复原，便于用户找到事件暴发期和对应的人员。

- 定位关键传播：智能定位关键传播枢纽，影响力中心。

（3）发展趋势

主要通过信息量的统计分析展示当前事件被关注的情况，以及相关的关注媒体和信息的情感倾向分析。

（4）观点情感分析

主要进行参加参与者的观点情感分析和情感占比分析。

- 媒体观点展示：对该事件新闻传播中媒体的观点言论进行分析，读取热度排行前5的媒体观点进行展示，包含：观点出处、内容、热度、原文。当媒体观点数据为空时，提示：暂无该类型观点。如果有观点被顶替，被顶替观点消失，新观点进入并翻动提示。当用户点击显示内容时，会跳出弹窗展示信息详细内容，包括：标题、来源、作者、发布时间、倾向性、原文和原文内容。

- 浏览信息详情：当用户点击"原文"时，会跳转到该条信息的信息原文。

- 专家观点展示：对该事件新闻传播中媒体的专家言论进行分析，读取热度排行前5的专家观点进行展示，包含：观点出处、内容、热度、原文。当专家观点数据为空时，提示：暂无该类型观点。如果有观点被顶替，被顶替观点消失，新观点进入并翻动提示。当用户点击显示内容时，会跳出弹窗展示信息详细内容，包括：标题、来源、作者、发布时间、倾向性、原文和原文内容。浏览信息详情：当用户点击"原文"时，会跳转到该条信息的信息原文。

● 网民观点展示：读取事件微博网民评论信息聚合分析，提取主要观点信息，显示观点内容、数量及比例。观点数据为空时，提示：暂无该类观点。

● 意见领袖观点展示：对该事件中参与的微博账号进行收集，读取粉丝数排行前5的微博账号发布的内容进行展示，包含：头像、账号名、认证标识、内容、参与次数（发帖数）、原文。当意见领袖观点数据为空时，提示：暂无该类型观点。如果有观点被顶替，被顶替观点消失，新观点进入并翻动提示。

（5）关键词云

事件相关信息中的关键词情况，包括全部信息词云和按天的词云分布。

（6）媒体分析

该事件的参与媒体情况，包含媒体数量、参与占比、媒体活跃度等信息。

（7）微博分析

参与该事件中的微博信息量、大V分布情况、影响力排行情况、传播路径分析、暴发点分析、博主地域分布分析、水军分析、情感分析等进行分析。

（8）人群画像分析

勾勒出传播主体机构及个人的群体画像，对传播主体及其行为特征进行下一步分析。

● 核查本地传播者：查找参与传播主体中客户属地媒体及人群的比例，以便进一步对本地媒体及人群进行管理。

● 洞察网媒阵营：统计中央媒体、地方媒体、商业媒体的事件参与度，洞悉各媒体在此事件中的阵营风向。

● 估算影响范围：统计传播主体的地区分布，关注了传播主体的人员所在的地域，已经基本框定了此次事件的影响面大小。

4. 数据统计分析

统计分析，需要以图表形式展示平台所采集的专题网络数据信息情况。全面分析用户重点关注的舆情信息，数量、走势、来源、倾向性等数据，实时分析、综合展示。进入统计分析模块的数据需经过URL去重。

（1）定制统计分析图

用户可根据需求定制要生成的舆情走势图、舆情统计媒体来源等统计分析图。

- 媒体类型

默认显示所有媒体类型。可以选择一种或多种媒体类型。媒体类型包括网媒、报刊、论坛、微博、微信、博客、视频、APP、其他和评论。若不选择任何媒体类型，则默认统计所有媒体类型的信息。

- 倾向性

默认显示所有倾向性。包括正面、负面和中性。可以选择一种或多种倾向性。

- 起止时间

默认显示一周内数据。可以选择当天、一周内或者自定义起止时间。其中自定义起止时间，需按照后台设置的用户数据保存天数进行变化，即起止时间不得超过用户数据保存的天数。结束时间最晚可设定为当前时间。

- 专题选择

默认选择"全部专题"，包括所有专题设置，电视监控专题。用户可以选择专题，可多选。若不选择任何专题，则默认统计全部专题的信息。

- 噪音过滤

默认"正常信息"。选项包括全部，正常信息，精准信息和过滤信息。

- 自定义筛选

默认选择全部自定义筛选。自定义筛选是用户自定义筛选的数据来源。其中，单击"收起"，收起筛选条件；单击"展开"，展开筛选条件。

（2）查看统计分析图

舆情走势图展示平台所采集的全部、正面、中性和负面信息的变化情况。舆情走势图为实时数据统计。数据图表支持保存为图片或表格。

- 自定义筛选：显示筛选条件名称及筛选条件项名称。
- 倾向性：默认同时显示全部、正面、中性和负面信息。
- 按天和按小时：用户可选择按天或按小时展示舆情统计图。默认按小时。

● 图表下方的滑动轴分别对应图上的各个时间点，可通过移动左侧或右侧滑动轴至某一时间，显示当前对应时间的舆情走势图。

（3）查看舆情媒体来源

按媒体来源、倾向性两方面，展示平台所采集的数据情况。数据图表支持保存为图片或表格。

（4）关键词云

展示用户中所有专题数据中的主题词前20个词的词云图，以及前10个词的频次数据表。数据图表支持保存为图片或表格。

（5）查看活跃媒体

按媒体来源展示全网采集信息排名前10位媒体的数据情况。

（6）查看活跃博主

按博主名称展示全网采集信息排名前10位的数据情况。

（7）导出统计分析图

选择确定"统计分析"后可以导出分析图表。包括舆情信息总数，负面信息总数，舆情走势图，舆情统计、媒体来源，活跃媒体，企业舆情图，企业舆情图列表，关键词云，关键词词频排名，活跃博主。

（三）舆情自动报告模块

用户可自主选择时间范围生成日报、周报、月报等需求。平台利用预设模板自动选择重要数据进行报告的生成，并将重要数据永久保留。

用户可对报告模板进行自定义，包括数据自定义和模板自定义。数据自定义可对倾向性、媒体类型、微博类型、噪音过滤进行自主选择。模板自定义包括两方面，可对基础元素和统计图表（趋势图、柱状图、饼状图）进行自定义。

用户可自定义分类标签，在浏览信息的时候可直接将信息添加到该标签分类中后可直接按照标签生成报告。

用户可自定义报告接收邮箱，当自助报告生成后可以自动发送至接收人邮箱。

● 平台支持展示所有报告的信息列表。

- 支持报告批量下载到指定位置。

- 支持报告数据设置，可选择舆情专题、媒体类型（网媒、论坛、微博、微信、博客、报刊、视频、APP、评论等）、微博类型（原发、回复并转发和仅转发）、信息倾向性（正面、负面、中性）、噪音过滤等。

- 支持报告接收方式设置。包括时间、邮箱等。

（1）舆情日报

平台自动生成的当日预警、负面等舆情信息。平台可每天固定时间生成当天日报，按舆情信息级别分类处理，便于每日舆情工作的整合与汇报。

（2）舆情周报

查看用户生成的全部周报，可支持按照生成时间筛选、快速生成和批量下载，并永久保存。

- 支持展示所有舆情周报的信息列表。

- 支持周报批量下载。

- 支持快速生成该账号数据保存天数内任意时间段的周报，可多次执行。

（3）舆情月报

查看用户生成的全部月报，可支持按照生成时间筛选、快速生成和批量下载，并永久保存。

- 支持展示所有舆情月报的信息列表。

- 支持月报批量下载。

（4）自定义报告模板

支持报告模板的编辑、自定义。

提供多种Word平台模板和Excel平台模板。用户可查看和编辑。提供组件模块、图标模块供用户编辑。编辑后可另存为自定义模板。

（四）舆情动态感知模块

可视化大屏模块可以有效帮助用户，分析舆论大数据综合态势，发掘舆情暴发节点，进行舆论走势预测。态势感知系统由舆情态势、事件分析、舆情预警和专题监测四个部分组成。

1. 舆情态势

实时展示舆情监测系统中监测到的所有舆情信息，提取重要舆情信息放到舆情沙盘中进行分析推演，一揽全局，辅助决策。地图缩放要求到街道级别，且支持以白模形式展示。

● 舆情沙盘推演：监控舆情相关重大、热点及告警风险信息，并快速定位。支持按卫生、民生、经济等不同层面舆情影响情况的相关地点，推断分布特点和可能走向。

● 态势评估与地区分览：智能评估属地舆情全局概况，并自动归类下辖行政区的负面信息量直观展示到沙盘中。

● 舆情处置辅助决策：通过舆情相关信息对应的职能分类智能判定责任主体，快速分配处理。

● 全方位监控分析：一周内舆情各方面的发展走势、重点信息量占比、重点事件、统计主要信息来源。

2. 事件分析

实时展示舆情监测系统中所有的创建事件所监测到的舆情信息和推荐事件所监测到的舆情信息。从事件概况、舆论分析、人群画像、风险图谱等维度来进行分析属地重点舆情及次生事件。

● 在事件概况中对比各个媒体渠道正面、负面、中性信息量，重点定位负面信息主要来源的同时，也能监控宣传引导的整体情况。

● 从传播角度分析事件源头及传播轨迹，定位传播引爆阶段及参与群体。

● 事件舆论场洞悉，重点分析事件参与各方的意见阵营及主要观点，快速评判舆情发酵程度与导向。

● 勾勒传播主体机构及个人的群体画像，进一步透析传播行为主体及行为特征。

● 筛查全网的高风险人物，分析挖掘事件中存在危险言论或行为的违规账号。

3. 舆情预警

展示该用户账号下推送预警模块的实时更新的预警信息（包括：文章标题、预警时间、信息来源），按照预警时间顺序降序排列，默认展示5条。

- 全部预警信息：人工预警、手动预警、公共预警、专题预警、推送预警。
- 鼠标悬停于某条舆情预警信息上时，该条信息会高亮显示并将该条预警信息的标题内容全部展示。
- 在当前页面点击"舆情预警"则进入导航栏下方的"舆情预警"模块。
- 在当前页面点击某个具体的舆情预警标题后，会在当前页面弹出弹窗展示该标题预警信息全部内容。（包含标题、信息来源、作者、倾向性、原文、原文内容、预警时间）。
- 浏览信息详情：当用户点击"原文"时，会跳转到该条信息的信息原文。

4. 专题监测

展示该用户全部专题信息，横坐标为专题名称，纵坐标为监测到的信息总量。图中折线图为昨日不同专题监测到的数据总量，柱状图为今日不同专题监测到的数据总量。

- 点击"专题监测"模块，此时专题监测模块为默认页面（即显示全部专题信息）。
- 点击"专题监测详情"模块，此时专题监测模块的专题会根据所点击不同的专题进行相应筛选。

三 非功能性需求分析

（一）平台架构需求

1. 平台架构需求

（1）符合国家、国际及相关行业标准；

（2）应选取大多数厂商、主流产品所使用的较为通用和成熟的软件架构；

（3）软件可以长时间平稳可靠运行，各功能模块工作正常，性能维持稳定；

（4）支持多服务器，能够实现服务器之间的信息交互；

（5）支持多种网络协议，能够实现异构网络环境的互联、数据交互和互操作；

（6）具有良好的系统可扩展性，可以较容易地进行功能和性能的升级改造，并可以根据不同需求进行个性化功能的定制；

（7）具有良好的系统可维护性，可以使系统管理人员方便地对系统进行维护，并可以较快捷地排除系统故障；

（8）具有友好的用户界面和用户体验；

（9）支持手机、Pad等移动端操作及监控部署。

2. 性能要求

（1）保证系统7×24小时全年不间断运行；

（2）保证系统运行过程中各项性能基本稳定；

（3）满足系统50个文本（关键词数量不少于20组）采集任务并发进行或20个视频（关键词数量不少于20组）采集任务并发进行；

（4）系统响应时间小于5秒（响应时间指用户按下确认键至系统返回成功

信息的时间间隔）；

（5）系统因意外停机恢复时间小于2小时；

（6）每年因系统软件故障造成停机事件小于3次；

（7）支持防采集IP代理池技术：支持全国各个省市的IP池及大规模国外代理IP池，当对应采集网站出现IP屏蔽时，可以进行大规模IP切换进行数据抓取；IP代理池不少于10 000个、IP屏蔽切换时间不高于1小时。

（二）平台质量需求

本平台在设计开发阶段，要遵守软件工程的原则，以确保平台预期开发目标的实现，确保工程质量和产品可靠性。完成的目标平台应具备所确定的功能和性能需求；与相关成文的开发标准相一致；并与所有专业开发的软件所期望的隐含特性相一致；平台的质量根据《信息技术　软件产品评价　质量特性及其使用指南》（GB/T 16260—1996）要求，从可靠性、安全性、易用性、容错性、可拓展性、可维护性六个方面介绍本平台的质量需求。

1. 可靠性

平台设计应采用成熟、稳定、可靠的软件技术，保证系统在大数据量、高并发的情况下不间断地安全运行。

2. 安全性

充分考虑信息安全对平台的重要性，建立可靠的安全保障体系，对非法侵入、非法攻击和网络计算机病毒应具有很强的防范能力，确保系统经过严格的身份认证，并有相应的技术手段对数据安全和操作安全加以保护。

3. 易用性

易用性指用户在使用平台时操作方式简便灵活，操作界面设计风格统一，软件设计自动化程度较高。

4. 容错性

为防止潜在不确定性因素对平台运行造成干扰，平台研发阶段需考虑用户不正常操作、非法输入，设备意外断电等因素对平台运行的干扰，使平台不会因以上错误导致崩溃。

5. 可拓展性

软件设计要简明，各个功能模块间的耦合度小，便于系统的后续扩展。

6. 可维护性

平台各模块应有完整且相对独立的结构，使局部的修改不影响全局和其他模块的结构和运行。同时平台在建设、部署阶段还应完成《平台部署方案》文档整理、编辑工作，文档内须注明数据库各标关系、注释关键代码含义、平台接口调用等信息，便于平台后期的维护与数据更新。

第四章

医学健康信息舆情平台设计与实现

一 平台总体架构

本平台需要以基础硬件为支撑，以海量互联网数据源为自采集对象，结合远端数据平台和客户数据中心自采数据，以标准、规范和安全体系为保障，提供互联网舆情信息的分析、展示、预警、预判、数据管理处置于一体的公共安全管理控制平台。

平台总体框架由数据采集层、数据存储层、数据分析层和应用服务层组成。采用面向服务的思想，利用松散耦合的分层方式将平台整体上分为四个层次和两个体系，各层间的界限清晰，功能明确而不交叉，具有较高的可配置性和伸缩性。如图4-1所示。

（一）数据采集层

数据采集层是平台工作的重要部分，通过自主研发的协作式爬虫技术，对全网数据源进行数据采集，可采集新闻、论坛、博客、微博、微信、论坛、平媒等数据，同时支持用户自有数据的转换和导入，支持第三方数据源的数据抽取和数据导入，通过数据转换、脱敏、加载及开发接口等，形成具有强采集能力的采集支持平台。

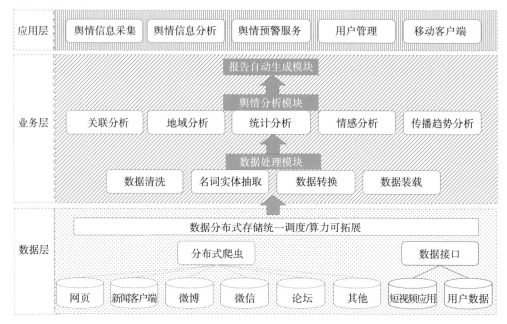

图 4-1　医学健康信息舆情平台总体框架

（二）数据存储层

数据存储层用于对数据中心的导入数据、采购数据、元搜索自采数据的存储和检索，包括结构化数据、非结构化数据和半结构化数据，涵盖了包括境内新闻、境外新闻、境内社交网站、境外社交网站等全部数据类型，支持PB级的大规模数据进行存储，同时支持最少500用户的请求并发。

（三）数据分析层

数据分析层是整个后台工作的核心，包括了对数据的清洗，对数据的过滤机制的制定和策略，数据URL去重处理，数据高效降噪处理，以及其他清洗处理配置。同时可以进行数据处理策略的配置操作，包括智能任务分发、弹性处理配置、高效统一去重配置和数据交换配置等。

（四）应用服务层

应用服务层是整个平台的可视化应用核心，采用面向服务的思想，为用户输出监测结果和用户对舆情信息的查看、分析、管理等任务。应用层由五大应用服务组成，包括舆情监测、舆情研判、舆情态势风险预判、重点人物监控、舆情导控等。

二　平台数据库设计

（一）数据库设计原则

舆情平台建设是一项整体性、系统性工程，数据库设计层面必须科学规划，充分考虑平台的特点，对软硬件平台及应用系统制定统一的标准规范与安全策略，同时梳理整合项目业务数据特点，确保数据目标有的放矢，从而系统成为一个统一协调的整体。舆情平台建设既要充分利用互联网数据采集、分析等云服务，又要打破传统舆情监测、分析、预警机制，根据新媒体及医学健康信息舆情的特点，建立舆情系统。

（二）数据库结构设计

1. 信息处理表：用于存储平台所有舆情内容数据、传播数据、统计数据及用户自定义数据等，见表4-1。
2. 用户信息表：用于存储用户登录、分类等数据信息，见表4-2。

表 4-1　信息处理表

序号	表名	说明
1	WK_T_VALIDATION_INFO	有效信息表
2	WK_T_VALIDATION_INFOCNT	有效信息内容表
3	WK_T_VALIDATION_REF	用户信息专题关系表
4	YQZB_T_YJXX	预警信息表
5	WK_T_YQJB1	舆情简报表
6	WK_T_YQJB_INFO	舆情简报信息表
7	WK_T_YQJB_INFOCNT	简报信息内容表
8	WK_T_MYATTENTION_INFO	舆情库信息表
9	WK_T_MYATTENTION_INFOCNT	舆情库内容表
10	WK_T_REPORT	报告信息表
11	WK_T_REPORTTEMPLATE	报告模板表
12	WK_T_EVERYDAYDATA	每日数据统计表
13	USERPUSHNUM	用户每日推送统计表

表 4-2　用户信息表

序号	表名	说明
1	WK_T_USER	用户表
2	WK_T_USERNAV	用户自定义导航表
3	WK_T_USERSERVICE	用户服务信息表
4	WK_T_DEPT	部门表
5	WK_T_USERPSW	用户修改密码记录表
6	WK_T_USERMAIL	用户邮箱信息表
7	WK_T_USERSOURCE	用户自定义来源表
8	WK_T_USERCLASSIFY_SYSTEM	用户等级系统分类表
9	WK_T_USERCLASSIFY	用户自定义分类表
10	WK_T_USERCHECK	用户分组表

3．话题分析表：用于对舆情话题关键词、索引进行描述，见表4-3。

表4-3 话题分析表

序号	表名	说明
1	YQZB_T_TOPIC	话题信息表
2	YQZB_T_CKEY	话题的关键字表
3	YQZB_T_ENGINE_INFO	话题关键字检索信息表

4．系统导航表：用于对舆情平台导航信息进行描述，见表4-4。

表4-4 系统导航表

序号	表名	说明
1	WK_T_BAR	导航表

5．系统消息表：舆情平台用户信息设置，见表4-5。

表4-5 系统消息表

序号	表名	说明
1	WK_T_UPDATELOG	系统消息表
2	WK_T_ULOGUSER	用户首页设置

6．首页设置表：舆情平台首页模块信息设置，见表4-6。

表4-6 首页设置表

序号	表名	说明
1	WK_T_INDEX_MODULE	系统首页模块表
2	WK_T_USERINDEX_MODULE	用户首页设置

7. 关键词管理表：舆情监测关键词设置，见表4-7。

表4-7　关键词管理表

序号	表名	说明
1	WK_T_INDUSTRY	行业分类表
2	WK_T_IND_KEYWS	行业关键字表
3	WK_T_USER_IND	用户行业对照表
4	WK_T_AREA	区域表
5	WK_T_AREA_KEYWS	区域关键字表
6	WK_T_USER_AREA	用户区域对照表
7	WK_T_BASEKEYTYPE	基础关键字类别表
8	WK_T_BASEKEYWS	基础关键字表
9	WK_T_KEYWS	用户关键字表
10	WK_T_DATASOURCETYPE	用户关键词数据来源类型表
11	WK_T_USER_YJKEYWS	用户预警关键字表
12	WK_T_ID	序列号生成表
13	WT_K_SUBRELATION	专题分类关系表
14	WK_T_SHARE	分享专题表
15	WK_T_SEARCH_CONDITION	保存搜索条件表
16	WK_T_USERNAV	导航表

8. 数据导出表：平台数据导出设置，见表4-8。

表4-8　数据导出表

序号	表名	说明
1	WK_T_ALLEXPORT	导出表

9. 日志表：平台日志信息记录、导出设置，见表4-9。

表4-9　日志表

序号	表名	说明
1	WK_T_MODULEINFO	日志描述表
2	WK_T_USER_LOGIN_LOG	用户登录日志表
3	WK_T_USER_LOG	用户前台日志操作表
4	WK_T_USER_STATUS_LOG	修改用户状态日志表
5	WK_T_MANAGER_LOG	用户后台日志表
6	WK_T_KEYWS_LOG	用户专题操作日志表

10. 噪音过滤表：平台信息过滤设置，见表4-10。

表4-10　噪音过滤表

序号	表名	说明
1	WK_T_DELETEINFO_LOG1	信息过滤表
2	WK_T_DELETEINFO_LOG2	白名单还原表
3	WK_T_DELETEINFO_SOURCE	信息过滤来源表

三　平台功能设计

（一）舆情专题监测

平台实现对互联网新闻、小视频、论坛、平媒、视频、微博、微信、手机APP等互联网主流媒体全覆盖监测。支持"无图模式"，方便快速浏览。舆情专题监测内容包括以下6点。

（1）属地监测

平台在地域词监测同时支持作者地域、信息签到地、信息发布地、同城推

67

荐信息、人民网地方留言板、属地问政平台、属地贴吧、属地论坛八类属地信息，实现信息监测范围更精准。

（2）图片监测

平台在采集信息时会一同采集图片，利用OCR技术将图片信息转为文本，再通过关键词匹配监测专题，支持图片点击放大查看。

（3）小视频监测

平台提供小视频原发标题内容及评论内容的监测、预警、搜索、分析、研判等服务，支持火山、西瓜、秒拍、快手、全民小视频、哔哩哔哩、美拍等主流平台。

（4）监测统计分析

实现舆情信息、预警信息的综合分析，能够针对数据源、正负面信息、信息走势等进行不同维度、不同时间区间的分析。提供可视化图表展示，包括曲线图、柱状图、饼状图，也提供表格类数据的展示。

（5）监测数据操作

舆情信息支持复制、溯源查看、加入预警、加入简报、上报系统、分享、删除、存证等操作，也可进行批量删除、下载等操作。

（6）监测数据详情

信息详情页面，微博有评论信息的展示评论信息列表，方便用户查看。

1. 专题设置

用户可以通过创建舆情专题来重点关注某些领域或事件。平台支持通过创建分类对专题进行管理。平台创建专题的方法如下。

（1）在标准模式下创建专题

用户可以将需要监测专题的关键词分别填写在对应的地域词、主体词、事件词中，平台会24小时实时监测互联网全量信息。

点击"添加主体/事件标签"平台会自动联想与用户行业相关的关键词，用户也可以手动输入关键词进行配置。如图4-2所示。

标准设置配置下的关键词匹配规则如下。

● 地域词、主体词、事件词用于获取属于该专题的信息。

● 地域词、主体词、事件词是"并"的关系，每一类关键词中的多个关键

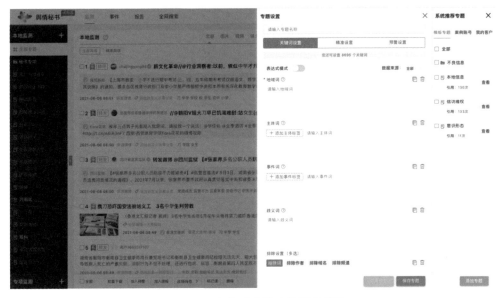

图4-2　平台专题设置功能页面截图

词之间是"或"的关系。

● 若只设置了其中一项，则信息必须匹配该项中至少一个关键词才会进该专题。

● 若同时设置了两项及以上，则信息必须同时匹配这些项，且每一项都必须匹配至少一个关键词才会被选入该专题。词与词之间是"或"的关系。

（2）在高级模式下创建专题

平台可通过专题逻辑表达式的方式设置关键词。系统提供了一些常用的运算符帮助用户编写表达式，用户可以单击按钮添加对应的运算符。

高级模式下的关键词匹配规则如下。

专题逻辑表达式形式上类似于通常的四则运算表达式，支持以下运算符。

● AND表示"与"关系。

● OR表示"或"关系。

● NOT表示"非"关系。

● NEAR表示词距关系。

● TITLE表示设置标题匹配关键词。

● CONTENT表示内容匹配关键词。

● POS（位置1，位置2）表示某个词语出现在标题或正文中的位置。位置1为起始位置，位置2为结束位置。位置前的符号"＋"表示位置从句首开始数，"－"表示位置从句尾开始数。"＋"可以省略不写。注：表达式中可以使用英文的小括号（）改变优先级，（）的优先级是最高的。表达式运算优先级：（）＞near＞not＞title＝content＞and＞or。

2. 定向监测

平台可针对特定的网站、论坛、微博、贴吧、微信公众号发布的信息进行定向监测，同时可对网络大V、活跃个人微博进行定向采集。如图4-3所示。

（1）精准设置

通过歧义词，排除词对专题进行噪音数据的排除。

排除词：命中关键词的信息，将不进入系统/专题。

歧义词：与关键词相歧义的词，如地域词为邯郸，歧义为邯郸学步。命中关键词的信息，将参考其他关键词的命中概率，再决定是否进入系统。注：在精准设置中，通过词距、关键词匹配位置、微博时间过滤、微博签到地域过滤、

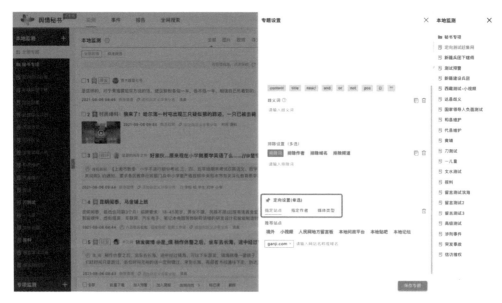

图4-3 平台定向监测功能页面截图

话题过滤等多种选项对信息进行精准性筛选。在精准设置这里需要注意的是，只有在打开"按以上规则进数据"后的开关才会生效。

（2）失效信息检测

系统支持检测微博、头条、小红书、微信、快手、抖音信息是否失效，在监测、全网搜索信息列表、详情增加失效信息标识。勾选信息点击失效检测，完成后返回失效状态。

（二）舆情信息浏览

平台设置舆情浏览功能，从导航栏中选择"舆情浏览"，进入"舆情浏览"页面。

"舆情浏览"页面展示专题设置中所有专题的舆情信息。根据设置的关键词监控主要门户网站、新闻网站、视频网站、重点论坛/BBS、贴吧、新闻跟帖、博客、微博、微信、APP客户端等发布的与用户设置的专题关键词相匹配的舆情信息。用户在浏览信息时，可根据需要对该信息进行数据导出/加关注/加入预警等操作处理，也可以批量处理多条信息。该页面左侧显示专题列表、中间显示筛选条件及舆情信息列表、右侧显示热点排行和热词排行。

1. 舆情信息列表

舆情信息列表默认每页显示10条舆情信息，每条信息包括标题、摘要、发布时间、信息来源、发布者、关键词，以及相同信息条数等项目。平台通过爬虫软件或数据接口获取舆情数据，在前端页面进行列表展示，展示项包括序号、舆情标题、舆情概要、报道作者、报道媒体、涉及主题词、报道时间，以及常见功能操作入口（如导出、加简报、加预警等）。

2. 舆情信息搜索

通过设置合适的搜索条件可以快速找到用户需要的舆情信息。搜索功能可以配合筛选功能一起使用。在左侧"专题分类"中选择一个分类或专题。选择专题的情况下，搜索的是此专题对应的数据。不选择专题的情况下，搜索的是该用户对应的所有专题数据。

- 选择搜索条件。默认进行全文搜索。
- 全文搜索：对全文进行搜索。
- 标题搜索：只对标题进行搜索。
- 来源搜索：只搜索来源。
- 作者搜索：搜索作者。

搜索可以配置筛选条件一起使用，此时搜索的是对应筛选条件下的数据。平台支持模糊检索。在精确匹配找不到信息的时候，会搜索出检索内容相关的信息、包含部分检索内容的信息。可对搜索出的信息进行复制信息、上报、加关注、加预警等操作。

采集程序获取舆情数据，存储到专题数据库，专题数据库存放字段包括舆情标题、舆情链接、舆情详情、来源媒体、作者等。用户输入搜索条件，如时间、关键字、标题等，并设置组合条件，如来源媒体、微博类型等。搜索程序将组合条件、搜索条件加入"搜索队列"，根据用户设置的范围进行检索；如选择标题检索，则在专题库的标题范围内进行查找，在全文范围内检索，则在标题和报道详情范围内检索。搜索程序把搜索结果存储到"结果"队列，加载到redis缓存。后台数据处理程序，将数据从redis缓存取出，加载到前端进行列表显示。

3. 筛选舆情信息

平台支持按专题筛选、分类筛选和按筛选条件筛选。筛选条件包括如下内容。

- 媒体类型：默认显示全部。可以选择"新闻""论坛""微博""平媒""微信""视频""APP""长微博""评论""其他"。
- 微博类型：默认显示全部。包括原发、带回复转发和仅转发。
- 噪音过滤：默认显示全部。这三种信息的重要性是"精准信息＞正常信息＞过滤信息"正常信息即平台抓取到的非过滤信息。精准信息即平台抓到的正常信息中符合精准设置条件的信息。过滤信息即平台会把匹配平台默认的过滤词，以及匹配信息过滤规则的信息标识为过滤信息。

- 倾向性：默认显示全部。倾向性包括正面、负面和中性。
- 重复信息：默认去重。去重，即去除舆情信息中的重复信息。不去重，即不去除舆情信息中的重复信息。
- 起止时间：默认全部。可以选择当天、一周内和自定义时间。
- 浏览范围：默认为全部。可以选择未读或已读。

4. 浏览信息详情

在平台"浏览详细信息"页面，单击标题名称，浏览信息内容。信息内容展示信息来源、时间、属性、作者、转发数、首发网站、原文链接、正文内容，以及相关信息。单击"原文链接"可以跳转到原文页面查看信息详情。

平台通过目标专题数据对舆情的关键信息（标题、链接、简要、详情、来源媒体、作者、报道时间、感情倾向等）进行了分别存储，后台数据处理程序，从专题库加载数据，在系统平台前端框架内列表展示。平台设置"排序"算法，可以按照时间升降序排列。平台设置快捷操作处理程序，如"加简报""加预警""导出""溯源"等，通过前后端联动，用户通过点击快捷操作选项，后台程序即触发相应操作，并可在对应页面查看相应结果。

5. 单条舆情信息处理

平台在舆情浏览列表中的每条信息的右下角依次显示批量导出、全部导出、加入简报、加入关注、标为已读、标注预警、标注倾向性和删除操作按钮。点击相应按钮进行相应的操作。

6. 舆情信息批量处理

在舆情浏览页面用户可以根据需要选择数据进行舆情信息批量处理操作，在该页面的操作栏处显示有批量导出、全部导出、加入简报、加入关注、标为已读、标注预警、标注倾向性和删除按钮。

7. 舆情信息排序

舆情浏览信息列表中展示的信息可以按照"时间""评论量""传播量"顺序排列。默认按照"时间"降序排序。

- 在舆情浏览页面的左侧专题列表区，鼠标悬浮于专题或分类名称上。
- 点击，可跳转至"专题设置"中的对应专题或分类，方便修改专题或分类。
- 如果平台设置了密码，需要首先输入正确密码，才能跳转至"专题设置"中的对应专题或分类页面。
- 顶级分类间移动。选中并拖动顶级专题，可将该专题移动至不同顶级分类下。

（三）舆情事件分析

事件分析，针对用户所关注的热点事件，深度挖掘相应网络数据。通过对新闻、论坛、博客、微博、平媒、微信、视频等信息来源，从时间、空间两个维度，全面、持续地监测、采集网络数据，动态展示信息的变化情况。所有统计图和数据全部是实时计算的，刷新页面后，数据会更新。事件分析主页面将展示用户所建的"事件分析"列表。如图4-4所示。

首发

媒体类型	信息来源	作者	发布时间	标题
微博	新浪微博	上官正义	2023-11-06 17:28	#湖北襄阳维纳医院院长与结网络中介利用抖音平台公开贩卖出生证贩卖婴儿#长达一年多卧底，掌握到线...
网媒	一点资讯	鸿智德讯赢件	2023-11-06 17:29	卧底案例1掌握到以湖北襄阳一家医院院长为首的贩卖婴儿和出生证的团伙，他们勾结网络中介，利用网络...
短视频	抖音	上官正义	2023-11-06 17:29	#卧底案例1掌握到以湖北襄阳一家医院院长为首的贩卖婴儿和出生证的团伙，他们勾结网络中介，利用...
APP	镭车带	上官正义	2023-11-06 17:29	#卧底案例1掌握到以湖北襄阳一家医院院长为首的贩卖婴儿和出生证的团伙，他们勾结网络中介，利用网...
微信	微信	黑龙江缉毒	2023-11-06 17:36	您期自笔只为赌博？黑龙江哈尔滨警方摘掉一个跨省述贩毒品团伙
论坛	巴蜀论坛·现代		2023-11-06 20:05	医院院长被举报涉嫌贩卖出生证，湖北襄阳市卫健委：正联合公安调查
贴吧	百度贴吧·襄阳城	小贝宝晚晚贴	2023-11-06 20:13	河南都市直播，襄阳医院贩卖婴儿？？？？
网络视频	好看视频	钣视视频	2023-11-06 20:39	湖北一医院院长被举报贩卖出生证，9.6万元7天拿到，官方介入
其他	顿嗨网		2023-11-07 14:29	【顿嗨图鉴·20231107】此时，这件事的艺术性达到了顶峰
电视视频	电视节目·广东珠江		2023-11-07 20:19	涉情"贩卖出生证"院长被调查涉事医院妇产科已停业
原刊	北京简报·02：政经		2023-11-07 23:26	出生证的买卖，岩容说来就来

图4-4 平台事件分析功能主页面截图

- 单击"媒体列表"，跳转至媒体列表页。
- 单击信息条数和"全部报道"，跳转至全部报道页面。
- 单击"编辑"，可编辑该事件的关键词、挖掘时间等信息。
- 单击"返回"，返回至事件首页。
- 可设置统计分析的时间范围和信息类型。默认为事件设置时间；噪音过滤为精准信息，可选择全部和非精准信息。
- 可设置统计分析的数据来源。默认为全部，可选择境内数据或境外数据。

1. 媒体分析列表

展示关于该事件的所有媒体，包括媒体名称、文章数量和所在地域。默认为全部媒体类型，按照文章数量（不经过去重）降序排序。如图4-5所示。

- 媒体类型：可多选；媒体地域：该媒体所在地域。
- 可以设置为每页显示10条、30条、50条或100条舆情信息。
- 单击文章数量，可跳转至对应媒体的信息列表页；单击导出可导出该媒

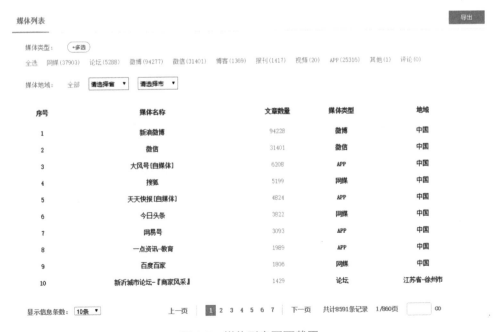

图4-5　媒体列表页面截图

体列表。

2. 事件概述分析

事件概述是从宏观角度描述整个事件的概况。鼠标悬浮在文字上，单击画笔图标可以修改文字信息，字数限制200字以内。若清空，则内容还原至初始状态。如图4-6所示。

事件概况

"襄阳某医院涉嫌贩卖出生证"事件，自2023年11月06日17:28至2023年11月30日00:00期间，互联网上共监测到相关舆情175005.3条。其中短视频声量最大，为091012条，其次是网媒，为667035条。该事件负面舆情占比为27.44%，正面舆情占比为0.51%。

事件首发文章于2023年11月06日17:28发布在新浪微博，题名为《湖北襄阳樊桥医院院长勾结网络中介利用抖音平台公开贩卖出生证联袂婴儿长达一年多余底，掌握到湖北襄阳樊桥医院院长，勾结多地网络中介，利用@抖音平台长期公开以10万价格贩卖出生证（含出生医生病历等）、绕过本来购买来购买贩卖婴儿；该团伙还售卖婴儿，男女售价格都在10万以上，涉及全国10多个省份，数量惊人。同时发现，该团伙还售卖出生证，且在各地均以嘴户，流白涉孕儿童身份。一、#襄阳樊桥医院院长。全网声量最高峰出现在2023年11月07日，共产生538569篇相关信息、后续报道主要来源于抖音、今日头条、新浪微博、今日头条-微头条、西瓜视频等几大站点。具体分析如下。

图4-6　事件概述页面截图

3. 首发媒体分析

分别展示各媒体类型该事件设置时间段内首条信息的发布时间、标题和信息来源。信息来源即该事件的该媒体类型的首发媒体。单击标题可以查看对应信息。如图4-7所示。

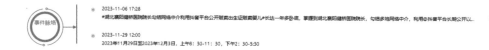

2023-11-06 17:28
#湖北襄阳樊桥医院院长勾结网络中介利用抖音平台公开贩卖出生证联袂婴儿#长达一年多余底，掌握到湖北襄阳樊桥医院院长，勾结多地网络中介，利用@抖音平台长期公开以…

2023-11-29 12:00
2023年11月29日至2023年12月3日，上午8：30-11：30，下午2：30-5:30

图4-7　首发媒体页面截图

4. 事件发展热榜分析

展示该事件自发展开始，进入新媒体网站、社交平台热点榜单情况，详细分析当前热度、历史热度、榜单排名等情况。如图4-8所示。

- 单击事件标题，进入该条信息的平台热榜详情页。

事件在媒体平台中，通常会形成多个热度，经过梳理，此事件共上热搜34次，具体如下：

上榜平台	当前排名	热榜标题	当前热搜值	阅读数	评论数	上榜时间	最后在榜时间	历史最高排名	历史最高热搜值	持续时长
头条热榜	撤榜 49	上窑正义欺欺襄阳健桥医院院失业员工	490 348			2023-11-22 14:36	2023-11-22 16:22	1	34918544	1时45分钟
搜狐资讯榜	撤榜 8	健桥医院违规开出生证被罚10万元	0			2023-11-21 18:12	2023-11-22 13:55	2	0	19时42分钟
知乎热榜	撤榜 48	又一家医院被指暗卖出生证，南宁城和医院称…	610 000	290	119	2023-11-13 16:47	2023-11-14 16:44	8	1160000	23时56分钟
知乎热榜	撤榜 25	湖北襄阳健桥医院贩卖出生证 6人被批捕…	36 000	605	220	2023-11-12 17:12	2023-11-13 16:55	1	16490000	23时42分钟
百度热榜	撤榜 17	湖北一医院贩卖出生证6人被批捕	3 388 737			2023-11-12 14:29	2023-11-12 22:00	2	4845197	7时30分钟
快手热榜	撤榜 51	湖北一医院贩卖出生证6人被捕	6 861 000			2023-11-12 13:42	2023-11-12 19:55	3	11182000	6时12分钟
搜狐热榜	撤榜 6	湖北一医院贩卖出生证6人被批捕	2 749 250			2023-11-12 14:46	2023-11-12 17:55	6	2749250	3时8分钟
搜狐资讯榜	撤榜 5	贩卖出生证医院6人被逮捕	0			2023-11-12 13:45	2023-11-12 17:55	5	0	4时9分钟
QQ热榜	撤榜 25	湖北一医院贩卖出生证6人被批捕	845 000			2023-11-12 13:30	2023-11-12 17:22	2	6226326	3时51分钟
搜狐热榜	撤榜 6	湖北襄阳一医院贩卖出生医学证明案件最新…	2 482 120			2023-11-12 13:22	2023-11-12 17:11	6	2482120	3时48分钟

图4-8　事件脉络页面截图

5. 发展趋势分析

展示该事件统计时间范围内来自网媒、论坛、微博、报刊、微信、APP等相关信息总数。默认显示全部媒体来源的信息。

纵轴为信息数，横轴为起止时间。可选择按天、按小时展示信息。如图4-9所示。

● 鼠标悬浮在文字上，单击画笔图标可以修改文字信息，字数限制200字以内。若清空，则内容还原至初始状态。

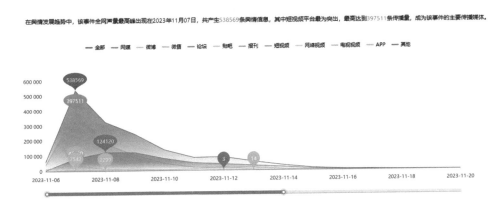

图4-9　发展趋势页面截图

● 单击对应媒体来源的标志，则取消显示来自该媒体的信息。例如单击"网媒"，则统计图中不显示来自网媒的信息数量。

● 图表下方的滑动轴分别对应图上的事件挖掘时间。移动左侧或右侧滑动轴至某一时间，也可同时移动，即可切换显示当前对应的发展趋势统计图表。

6. 公众情感分析

情感展示该事件信息统计时间内的正面信息数、中性信息数和负面信息数。

纵轴为信息数，横轴为起止时间。默认显示全部信息。可选择按天、按小时展示信息。如图4-10所示。

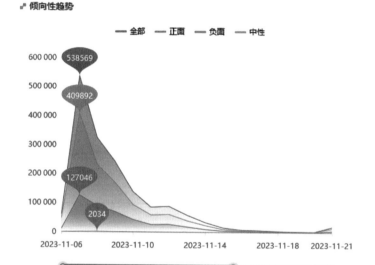

图4-10　公众情感分析页面截图（展示正面信息数、中性信息数和负面信息数）

● 单击"负面"，取消显示负面信息。

● 单击"中性"，取消显示中性信息。

● 单击"正面"，取消显示正面信息。

● 图表下方的滑动轴分别对应图上的事件挖掘时间。移动左侧或右侧滑动轴至某一时间，也可同时移动，即可切换显示当前对应的情感分析图表。如图4-11所示。

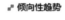

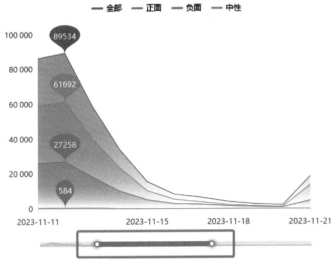

图 4-11　公众情感分析页面截图（选择事件挖掘时间）

7. 情感占比分析

展示该事件统计时间内的正面、中性、负面信息的占比情况。如图 4-12 所示。

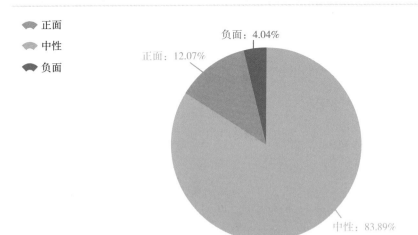

图 4-12　情感占比分析页面截图

● 单击图左侧的标注，筛选显示的倾向性。例如，单击蓝色扇形图标后该图标变为灰色，则正面数据不在图中进行统计展示。可以去除一种或多种倾向性类型。

8. 关键词分析

统计该事件的主题词信息。

主题词：即为每篇文章自动提取代表文章的关键词。刷新页面关键词也随之刷新。关键词字号越大，表示该词被提取的次数越多，反之关键词字号越小，表示该词被提取的次数越少。

单击"全部"，展示该事件统计时间内全部数据的前20个关键词。点击日期可切换查看最近7日每日的前20个关键词。每10秒自动切换。

右侧为事件高频词表，包括关键词和出现频率，随左侧关键词云的切换而变化。如图4-13所示。

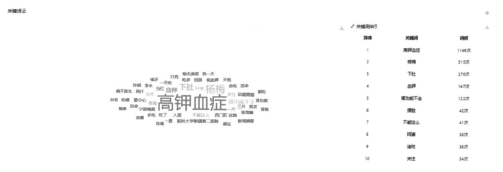

图4-13　关键词云功能页面截图

● 鼠标悬浮在文字上，单击画笔图标可以修改文字信息，字数限制200字以内。若清空，则内容还原至初始状态。

● 单击词云图或事件高频词中的关键词，跳转至"事件分析"中与该关键词有关的信息列表。关键词标红显示。此时，单击信息列表上方的"事件分析"，直接跳转至该事件相关的"统计分析"界面。如图4-14所示。

关键词云——高钾血症 ✕

1 中 [转发] **转发微博** 📱 391

中国蓝新闻 【#女子炫了一斤杨梅被送进ICU#】又到了炫杨梅的季节，近日，温州的黄阿婆收到一筐新鲜杨梅，忍不住一口气吃了500克。孰料没多久她就感觉浑身乏力，恶心呕吐。检查发现阿婆的血钾竟然高达8.2mmol/L（正常值为3.5~5.5mmol/l），属于重...

2024-06-20 10:10 用户7907039765 ⌂ 1 新浪微博

2 中 [转发] **转发微博** 📱 391

中国蓝新闻 【#女子炫了一斤杨梅被送进ICU#】又到了炫杨梅的季节，近日，温州的黄阿婆收到一筐新鲜杨梅，忍不住一口气吃了500克。孰料没多久她就感觉浑身乏力，恶心呕吐。检查发现阿婆的血钾竟然高达8.2mmol/L（正常值为3.5~5.5mmol/l），属于重...

2024-06-20 09:58 用户7907039765 ⌂ 1 新浪微博

3 页 🖼 杨梅"惹祸"，阿婆一口气吃了一斤引发高钾血症，医生建议特殊人群一天最多吃20颗。#杨梅 #高钾血症 #...

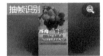
🖼 OCR:杨梅"惹祸" 一口气吃了一斤 引发高钾血症住进ICU 医生:一次最多吃20颗 惠视频 阿婆一口气吃下...

2024-06-19 13:34 🔊 惠视频 ✓ ⌂ 19.0万 抖音

4 页 🖼 OCR:IMG:抖音抖音号：quic女子炫了一斤杨梅被送进ICU医生：一天最多吃20颗杨梅虽然好吃但不要"贪杯...

🖼 OCR:抖音 抖音号：quic 女子炫了一斤杨梅被送进ICU 医生：一天最多吃20颗 杨梅虽然好吃但不要"贪...

2024-06-19 13:00 🔊 中国银654321 ⌂ 146 今日头条-其他

图4-14 关键词在事件分析列表中标红显示的页面截图

9. 媒体分析

（1）媒体来源

按照媒体来源统计所有媒体报道的数量占比。如图4-15所示。

（2）媒体活跃度

展示媒体活跃度排名前10的媒体及报道数量。

单击"媒体列表"，可跳转至媒体列表页。如图4-16所示。

（3）网民观点

展示关于该事件相似观点数量排名前10的统计占比。如图4-17所示。

（4）重点微博

展示粉丝数量前20的政府、媒体和名人博主的首发观点。"综合"统计的是这三种微博类型的综合数据。如图4-18所示。

媒体来源 ⑦

- 微博
- 视频
- 网媒
- 微信
- APP
- 论坛
- 贴吧

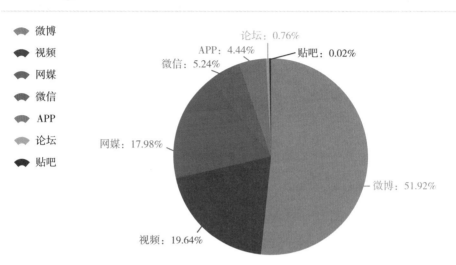

论坛：0.76%
APP：4.44%
贴吧：0.02%
微信：5.24%
网媒：17.98%
微博：51.92%
视频：19.64%

图4-15　媒体来源页面截图

媒体活跃度 ⑦

媒体列表

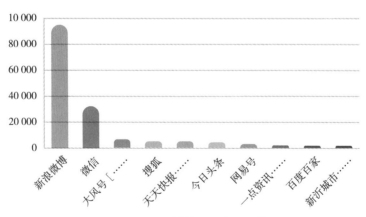

图4-16　媒体活跃度页面截图

图 4-17　网民观点页面截图

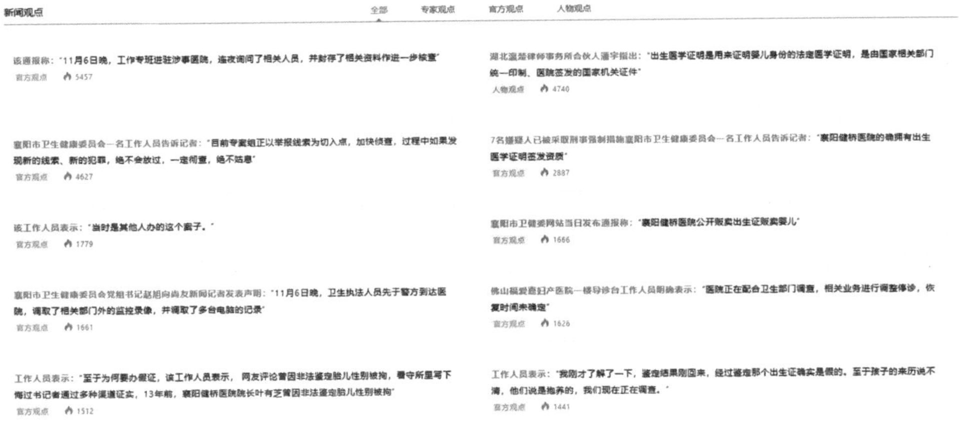

图 4-18　重点微博页面截图

10. 微博分析

对该事件信息的所有微博数据进行分析和图表展示。

鼠标悬浮在文字上，单击画笔图标可以修改文字信息，字数限制 200 字以内。若清空，则内容还原至初始状态。

（1）用户认证

展示企业、政府、机构、名人、网站和媒体博主中用户认证人数的占比分数统计。如图 4-19 所示。

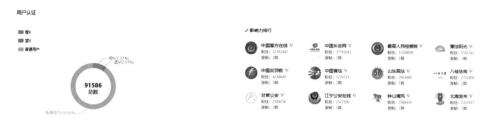

图4-19　大V分布页面截图

（2）影响力排行

展示政府、媒体、名人博主及三者综合的影响力排行情况。内容包括微博名称、微博粉丝数和关于此事件的发帖数量。如图4-20所示。

影响力排行 ⑦

序号	名称	粉丝数	事件中发帖数
1	每日经济新闻	34186725	3
2	新京报	29797781	1
3	财经网	28230670	3
4	新浪科技	14461619	1
5	新浪新闻	11138207	2
6	澎湃新闻	10748508	1
7	杜长军	8957166	1
8	界面	8833555	1
9	观察者网	7891040	1
10	南方人物周刊	7806479	1

图4-20　影响力排行页面截图

（3）传播途径

分析展示微博数据的传播途径。左侧为传播路径图，右侧统计微博传播的具体数据。如图4-21所示。

● 最大信息层级：该事件微博转发层级最大的信息层级数。

● 总转发人数：参与该事件的微博用户数。

● 覆盖微博用户：统计参与该事件微博用户数的总粉丝数。

● 暴发点：统计该事件微博被转发数最多的前10条微博。包括博主名、粉丝数、事件发帖数、微博内容、转发层级数、被转发数。单击"查看原文"可

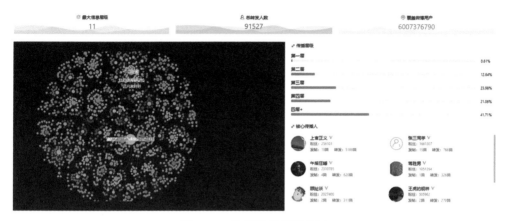

图 4-21　传播途径页面截图

查看该条微博原文，单击博主名或头像进入其微博主页，单击"事件发帖数"可查看该博主的其他发帖。

（4）博主地域

展示博主的地域分布。左侧地域图的地域颜色越深，博主分布越多；地域颜色越深，博主分布越少。右侧统计各地域的博主数量。如图4-22所示。

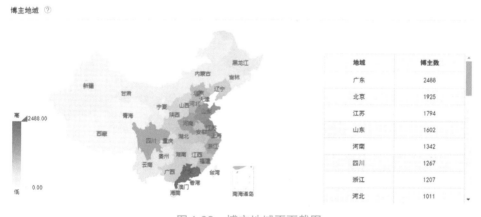

图 4-22　博主地域页面截图

（5）水军分析

展示微博数据中水军和真实用户的占比情况。如图4-23所示。

（6）情感分析

展示该事件中微博数据的信息倾向性统计图。如图4-24所示。

水军分析 ⑦

● 真实用户
● 水军

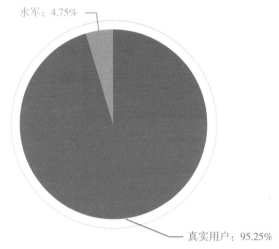

图 4-23　水军分析页面截图

情感分析 ⑦

● 正面
● 中性
● 负面

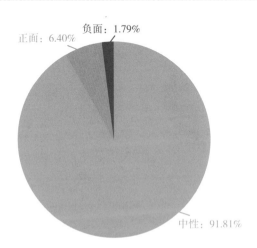

图 4-24　情感分析页面截图

（四）舆情预警

1. 预警设置

舆情信息预警服务可根据用户提交的预警关键词，设置监测地理区域、监测媒体范围、监测时间段、预警信息推送方式、预警信息推送频率等关键指标。平台提供国内网页、纸媒及新媒体在内的全网媒体24小时不间断监测预警。

平台根据用户设置的预警关键词信息，自动匹配并推荐相应的医学关联词、事件关联词及地域信息，辅助用户对关键词事件的预警设置，同时平台实时根据新媒体客户端热点榜数据接口、文章传播趋势数据，提供健康、时政等领域的分类舆情热点预警。平台提供短信、微信、邮箱等不同渠道的预警信息推送功能。满足用户对预警推送的各类需求。

2. 推送预警

推送预警模块展示用户设置的专题中达到推送和预警级别的全部信息。推送预警模块的列表页展示信息的标题、摘要、信息来源和预警时间。推送预警信息会在平台右下角弹框显示。单击信息标题，查看信息详情。舆情信息预警原理如图4-25所示。

● 自动预警：系统将收集到的数据进行去重、清洗、切词等预处理后，分别利用公共预警词库（包含政治敏感词、色情敏感词等）及用户自定义的预警词库进行比对计算，当一篇文章中命中的预警词超过预警阈值时，系统自动通过APP、公众号、页面或系统站内消息的形式向用户预警。

● 手动预警：用户通过手动浏览的形式，人工发现需预警的信息，将该信息标记为"预警"信息后，通过APP、公众号、页面或系统站内消息的形式向其他用户预警。

在"推送预警"页面下，根据信息类型的不同，会在信息标题后添加不同的标签，有四种，分别是推送、公共预警、专题预警和手动预警。

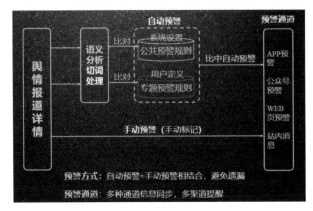

图 4-25　推送预警实现原理示意

- 推送：标注已推送的信息。
- 公共预警：标注已预警的公共预警信息。
- 专题预警：标注已预警的专题预警信息。
- 手动预警：标注已预警的手动预警信息。

3. 搜索推送预警信息

通过设置合适的搜索条件可以快速找到用户需要的信息。搜索功能可以配合筛选功能一起使用。如图 4-26 所示。

选择搜索条件。默认进行全文搜索。用户可自行切换选择以下 4 种搜索条件进行数据检索。

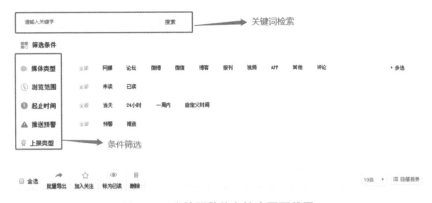

图 4-26　舆情预警信息搜索页面截图

- 全文搜索：对全文进行搜索。
- 标题搜索：只对标题进行搜索。
- 来源搜索：只搜索来源。
- 作者搜索：搜索作者。

舆情预警信息搜索的具体流程如下。

（1）用户输入搜索条件，如时间、关键字、标题等，并设置组合条件，如来源媒体、微博类型、预警类型等。

（2）搜索程序将组合条件、搜索条件加入"搜索队列"，根据用户设置的范围进行检索；如选择标题检索，则在专题库的标题范围内进行查找，在全文范围内检索，则在标题和报道详情范围内检索。

（3）搜索程序把搜索结果存储到"结果"队列，加载到solr缓存。

（4）后台数据处理程序，将数据从solr缓存取出，加载到前端进行列表显示。

4. 筛选推送预警信息

通过设置筛选条件可以缩小舆情信息的范围，查看自己最关注的舆情信息。筛选条件包括如下内容。

- 媒体类型：默认显示全部。包括新闻、论坛、博客、微博、平媒、微信、视频、APP、长微博、评论和其他。
- 浏览范围：默认为全部。可以选择未读或已读。
- 起止时间：默认全部。可以选择当天、一周内和自定义时间。
- 推送预警：默认全部。可以选择只显示预警或推送。
- 地域类型：默认全部。可以选择境内或境外。

5. 预警信息处理

用户可通过推送预警模块的导出、加入简报、加入关注、标为已读和删除操作对预警信息按照需要进行处理。

（1）浏览推送预警信息内容

在推送预警页面的信息列表处，单击任意一条信息的信息标题，用户可以浏览该信息的详细内容。包括标题、发布时间、采集时间、来源、作者、属性、转发数、文章正文、原文链接。

（2）统计分析

以图表形式展示平台所采集的专题网络数据信息情况。全面分析用户重点关注的舆情信息，数量、走势、来源、倾向性等数据，实时分析、综合展示。进入统计分析模块数据是经过 URL 去重的。

（3）统计分析图

用户可根据需求定制要生成的舆情走势图、舆情统计媒体来源等统计分析图。在导航栏中选择"统计分析"。单击"展开"。设置定制条件。如图4-27所示。

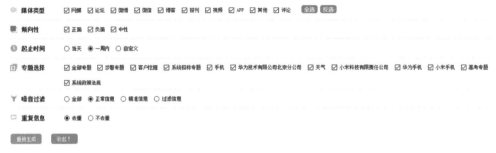

图 4-27   统计分析条件定制页面截图

定制条件包括如下内容。

● 媒体类型：默认显示所有媒体类型。可以选择一种或多种媒体类型。媒体类型包括网媒、报刊、论坛、微博、微信、博客、视频、APP、其他和评论。可多选。若不选择任何媒体类型，则默认统计所有媒体类型的信息。

● 倾向性：默认显示所有倾向性。包括正面、负面和中性。可以选择一种或多种倾向性。

● 起止时间：默认显示一周内数据。可以选择当天、一周内或者自定义起止时间。其中自定义起止时间，需按照后台设置的用户数据保存天数进行变化，即起止时间不得超过用户数据保存的天数。结束时间最晚可设定为当前时间。

例如，后台设置用户数据保存天数为7天，当前时间为2018年06月08日。则起止时间最长可设为2018年06月01日至2018年06月08日。

信息起止时间可由后台设置，可按信息的采集时间或发布时间统计。如图4-28所示。

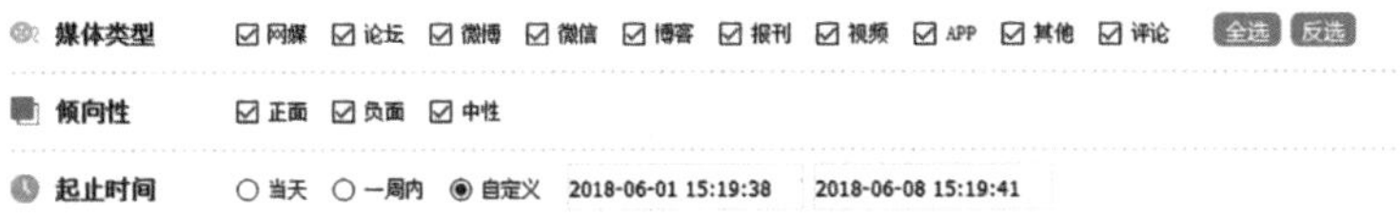

图4-28　设置信息起止时间页面截图

● 专题选择：可以选择用户设置的顶级专题、电视监控的顶级专题、行业动态的顶级专题，以及友商分析、竞品分析、客户挖掘、招标、政策法规模块设置的专题。默认选择"全部专题"，包括所有专题设置、电视监控专题，以及友商管理的专题。可多选。若不选择任何专题，则默认统计全部专题的信息。

● 噪音过滤：默认"正常信息"。包括全部、正常信息、精准信息和过滤信息。

● 重复信息：分为去重和不去重。默认去重，表示统计经过URL去重且Simhash去重的信息。不去重，表示只统计经过URL去重的信息。

（4）自定义筛选

默认选择全部自定义筛选。自定义筛选是用户自定义筛选的数据来源。只有添加了自定义筛选后才有该筛选项。

（五）舆情报告

为便于用户撰写医学舆情分析报告，平台设置了报告自动生成模块。报告模板预设由事件标题、事件概述、事件传播趋势、事件传播路径、公众热点评论五个维度构成。用户可根据个人需求选择性插入舆情分析图表、特殊案例等信息。平台可导出带有页眉页脚标签、个性化水印的PDF或Docx文档，同时支持事件传播数据的导出功能，便于用户对舆情事件的多类型数据分析。

1. 舆情报告模板设置

用户可自行设置舆情简报模板，在简报报告外观设置中调整模板的页眉页脚样式、字体字号、logo等信息，在简报内容分析设置中调整模板的分析结果模块、数据呈现模块、图片样式、分析结论等信息。该设置可减少用户在简报固定内容中的编辑工作量。

2. 舆情日报管理

平台可选择每日的热点舆情信息生成舆情日报。舆情日报的内容不需要用户设置。默认每天16：00生成当天日报。平台可将当天的"舆情日报"保存到指定位置。用户或选择某一个或多个报告，单击列表右上方的"批量下载"，打开或保存报告至指定位置。单击日报标题名称或"预览"，浏览舆情日报内容。选择"开始时间"和"结束时间"，单击"查询"可筛选指定日期的日报。

- 手动发送：用户手动选择需要把哪个日报发送给所选择的收件人。
- 自动发送：日报生成完后，自动发送日报邮件至用户所设置的日报邮箱中。

舆情日报内容包括"今日预警""本地要闻""事件要闻"，并提供"信息调性统计""负面信息来源统计""信息来源统计"等数据统计表。

3. 舆情周报管理

平台可选择每周的热点舆情信息生成舆情周报。舆情周报的内容不需要用户设置。平台默认每周五16点自动生成上周周五至当前周周五范围的周报。单击"舆情报告->周报"即可查看平台生成的舆情周报。每页显示10条周报。按日期倒序排列。单击"下载"，将所选的"舆情周报"保存到指定位置。或选择某一个或多个报告，单击列表右上方的"批量下载"，打开或保存报告至指定位置。单击周报标题名称或"预览"，浏览舆情周报内容。选择"开始时间"和"结束时间"，单击"查询"可筛选指定日期的周报。

- 手动发送：用户手动选择需要把哪个周报发送给所选择的收件人。
- 自动发送：周报生成完后，自动发送周报邮件至用户所设置的周报邮箱中。

舆情周报展示本周预警（前15条）、本地要闻（前15条）、事件要闻（前5条）、国内热点（前5条）、数据统计5部分。

4. 舆情月报管理

平台可选择每月的热点舆情信息生成舆情月报。舆情月报的内容不需要用户设置。每月最后一天16：00平台自动生成上月最后一天16：00至本月最后一天16：00的数据。单击"＞月报"即可查看平台生成的舆情月报。每页显示10条月报。按日期倒序排列。单击"下载"，将所选的"舆情月报"保存到指定位置，或选择某一个或多个报告，单击列表右上方的"批量下载"，打开或保存报告至指定位置。单击月报标题名称或"预览"，浏览舆情月报内容。选择"开始时间"和"结束时间"，单击"查询"可筛选指定日期的月报。

- 手动发送：用户手动选择需要把哪个月报发送给所选择的收件人。
- 自动发送：月报生成完后，自动发送月报邮件至用户所设置的月报邮箱中。

舆情月报展示数据统计、本月预警（前15条）、本地要闻（前15条）、事件要闻（前5条）。

（六）舆情态势感知

平台数据大屏展示功能基于数据可视化分析及展示模块，自适应不同尺寸的大屏展示需求，用户可通过拖拽方式部署舆情传播数据、舆情预警信息等各类型舆情数据可视化模块的展示位置。同时该功能基于用户物理坐标及GIS定位，提供舆情监测区域的舆情动态数据呈现功能。如图4-29、图4-30所示。

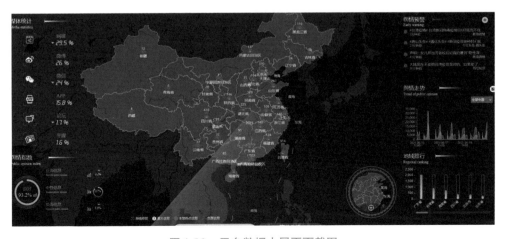

图4-29　平台数据大屏页面截图

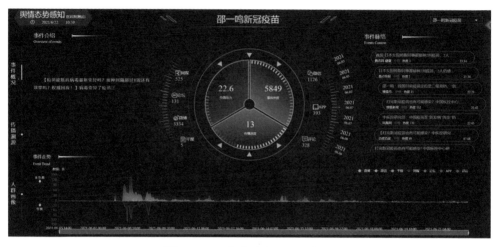

图 4-30　平台事件大屏页面截图

1. 数据概览

统计并展示该用户账号相关信息（包括监测信息量、属地相关信息量、属地负面信息量、推送预警信息量，聚焦本地媒体量），实时更新。如图 4-31 所示。

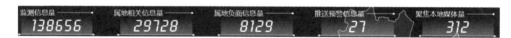

图 4-31　用户相关信息统计页面截图

- 监测信息量：该用户账号今日全部专题所监测到的舆情信息总量。
- 属地相关信息量：该用户账号今日全部专题所监测到的舆情信息中属于客户属地的信息总量。
- 属地负面信息量：该用户账号今日全部专题所监测到的全部舆情信息中属于客户属地中的负面信息总量。
- 推送预警信息量：该用户账号今日人工预警、公共预警、专题预警、手动预警、推送预警的预警信息总量。
- 聚焦本地媒体量：该用户账号今日全部专题中属地的网媒数量总和。

2. 涉事类型

统计当前专题（注：默认为全部专题）下的全部信息进行信息分类，并对信息类型进行分类（信息类型分为：社会民生问题、交通管理问题、公共管理问题、执政形象问题、治安管理问题、医疗卫生、教育问题、环境问题及突发事件等），计算各个涉事类型的百分比，并按照所占百分比降序排列。如图4-32所示。

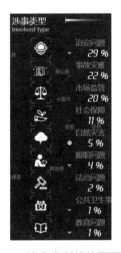

图4-32　涉事类型模块页面截图

● 当某类信息数量为0时则隐藏不显示。

● 事件信息数量每一小时更新一次，更新后自动变化，根据上一小时的数量涨跌标示对应的升降图标，持平为黄色，升高为红色，降低为绿色。

● 显示的类型信息会随着选择专题的不同而进行相应切换。

3. 媒体统计

对该用户账号当前专题（注：默认为全部专题），进行媒体来源类型统计，并计算各个媒体来源所占百分比，并按照所占百分比降序排列展示。如图4-33所示。

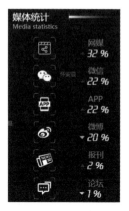

图 4-33　媒体统计模块页面截图

- 当某类信息数量为 0 时则隐藏不显示。
- 显示的媒体类型信息会随着选择专题的不同而进行相应切换。

4. 舆情预警

展示该用户账号下推送预警模块的实时更新的预警信息（包括文章标题、预警时间、信息来源），按照预警时间顺序降序排列，默认展示 5 条。

- 全部预警信息：人工预警、手动预警、公共预警、专题预警、推送预警。
- 鼠标悬停于某条舆情预警信息上时，该条信息会高亮显示并将该条预警信息的标题内容全部展示。
- 在当前页面点击"舆情预警"则进入导航栏下方的"舆情预警"模块。
- 在当前页面点击某个具体的舆情预警标题后，会在当前页面弹出弹窗展示该标题预警信息全部内容。（包含标题、信息来源、作者、倾向性、原文、原文内容、预警时间）。
- 浏览信息详情：当用户点击"原文"时，会跳转到该条信息的信息原文。
- 舆情预警信息会随着用户选择不同的专题而进行相应切换。

5. 重点专题

展示该用户全部专题信息，横坐标为专题名称，纵坐标为监测到的信息总量。图中折线图为昨日不同专题监测到的数据总量，柱状图为今日不同专题监测到的数据总量。如图4-34所示。

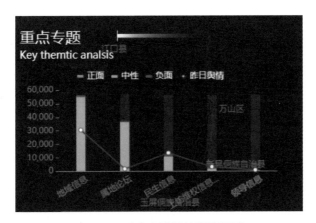

图4-34　重点专题模块页面截图

- 点击"重点专题"四个字时，会进入"专题监测"模块，此时专题监测模块为默认页面（即显示全部专题信息）。
- 点击柱状图中的柱子，会进入"专题监测"模块，此时专题监测模块的内容会根据设置进行相应展示。

6. 热点事件

展示专项事件的事件名称及该事件监测到的信息数量。

- 点击"我的事件"，展示用户账号下创建的事件，按照创建时间降序排列。
- 点击"热点事件"，展示系统推荐事件，按推荐时间降序排列。
- 事件信息数量每一小时更新一次，更新后自动变化，根据上一小时的数量涨跌标示对应的升降图标，持平为黄色，升高为红色，降低为绿色，非进行监测中的事件，数字不更新，不显示升降图标。
- 点击"我的事件＞热点事件"模块的具体事件标题后，进入事件分析页面，同时事件分析页面的舆情事件显示为鼠标所点击的事件。

7. 舆情地图

"舆情地图"将该用户账号下专题信息中的"重大信息、热点信息、舆情预警、负面信息数量"展示到对应的地图坐标中。如图4-35所示。

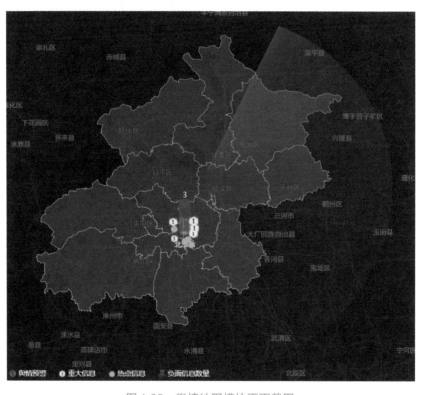

图4-35 舆情地图模块页面截图

● 重大信息：默认展示用户账号所监测到与客户属地相关的负面舆情信息。

● 热点信息：默认展示用户账号所监测到与客户属地相关的热点舆情信息。

● 舆情预警：展示该用户账号下所监测到客户属地的舆情预警信息。

● 负面信息数量：展示用户所属地域下辖行政区的舆情专题负面信息量，柱状图高低随负面信息量大小相应改变。

● 鼠标移入地图中的红色（舆情预警）、黄色（重大信息）、绿色（热点信息）小图标时，会有对应事件的简介信息弹窗（包括信息标题、重要度、坐标位置、信息来源、发布时间），移出后弹窗自动隐藏。

● 当鼠标单击地图中任意红色（舆情预警）、黄色（重大信息）、绿色（热点信息）小图标时，会在当前页面直接弹出窗口，显示该事件的具体内容，包括来源、作者、发布时间、倾向性、是否为原文、文章内容。

● 浏览信息详情：当用户点击"原文"时，会跳转到该条信息的信息原文。

● 单击图注可以控制地图中的舆情预警、重大信息、热点信息、负面信息数量的图形是否显示。如图4-36所示。

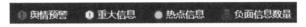

图4-36 舆情地图模块图注截图

● 双击"舆情预警、重大信息、热点信息、负面信息数量"等图注时，会进入对应的模块页面，并且保留对应的筛选项。

8. 舆情走势

统计用户账号下所有专题数据近7日的变化趋势。如图4-37所示。

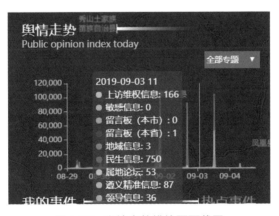

图4-37 舆情走势模块页面截图

● 舆情走势图横坐标为时间，纵坐标为监测到的专题信息数。

● 当用户鼠标悬停于图形上方时，会显示监测时间、专题名称及各个专题所监测到的舆情信息数量。

● 用户可点击全部专题图标进行专题的切换，查看全部专题走势及单个专题舆情走势。

9. 舆情指数

统计当前账号的全部专题数据并展示正面信息占比情况、中性信息占比情况、负面信息占比情况。通过计算正面信息、中性信息、负面信息的占比情况，直观地展示出属地的风险情况。

● 舆情指数分为"良好（负面信息比例＜30%，绿色）""一般（负面信息比例在31%～70%，黄色）""危险（负面信息比例在71%～100%，红色）"。

● 计算方式：正面信息指数＝正面信息数/（正面＋中性＋负面信息数）×100，精确到小数点后1位；中性信息指数和负面信息指数计算方式同上。

四　平台安全性设计

本平台从技术安全、运行安全和管理安全三方面构建安全防范体系，切实保护平台的可用性、机密性、完整性、抗抵赖性、可审计性、可控性。安全保障措施包括如下内容。

（1）保密协议和安全管理制度，项目组定期进行学习、培训和检查。

（2）采用VPN安全网络连接方式。各个平台用户与服务器连接均需采用VPN通道，首先保证平台连接安全。

（3）应用平台的访问采用HTTPS加密传输协议。HTTPS在用户客户端和服务器间建立了一个信息安全通道，保证数据传输的安全，防止数据在中途被窃取，维护数据的完整性，确保数据在传输过程中不被改变。

（4）用户采用认证登录的方式确保账号密码安全。只有输入正确的用户名、密码方可登录。

（5）平台保存详细操作日志，保证每一步操作皆有日志可查；同时保留操作内容，操作终端MAC、IP、操作账号、操作时间、在线时间等信息，做到万事皆可查。

（6）平台采用超时登录机制，一旦登录终端长时间（一般设定为15分钟）不对平台进行操作，则自动退出平台。

（7）平台采用账号（用户名）唯一登录机制，同一个用户名在同一时间只能登录一次，如果用户已登录至平台，使用其他设备登录时，已登录平台将自动跳出。

（8）使用防火墙、入侵监测设备、互联网行为管控设备等进行硬件层的安全防护，定期扫描服务器漏洞，安全配置等服务。

五　其他设计

（一）平台界面设计

本平台界面设计坚持以用户体验为中心设计原则，界面直观、简洁，操作方便快捷，用户接触软件后对界面上对应的功能一目了然、不需要太多培训就可以使用本应用平台。界面设计遵循以下原则。

（1）用户原则

软件界面设计首先要确立用户类型。划分类型可以从不同的角度，根据使用用户的实际情况而定。确定类型后要针对用户类型的特点预测他们对不同界面的反应。软件中的用户是所有处理的核心，不应该由应用程序来决定处理过程，所以软件界面应当由用户来控制应用，如何工作、如何响应，而不是由开发者按自己的意愿把界面操作模式强加给用户。

（2）信息最小量原则

软件界面设计要尽量减少用户记忆负担，采用有助于记忆的设计方案，同时提示信息或者显示信息尽量简单明了。

（3）帮助和提示原则

平台对用户的操作给出相应的提示信息，帮助用户处理问题。平台设计要有恢复用户操作失误的能力，给出用户恢复错误的帮助和提示信息。

（4）认知原则

根据用户心理学和认知科学，将根据以下几点对软件界面进行设计。

（5）一致性原则

从任务、信息的表达、界面控制等方面与用户理解熟悉的模式尽量保持一致（如业务的操作习惯和规范）。

（6）兼容性原则

在用户期望和界面设计的现实之间要兼容，要基于用户以前的经验。

（7）适应性原则

用户应处于控制地位，因此界面应在多方面适应用户。

（8）指导性原则

界面设计应通过任务提示和反馈信息来指导用户，做到"以用户为中心"。

（9）结构性原则

界面设计应该采用界面风格的可定制技术，方便界面的修改，以减少复杂度。

（10）可用性原则

本平台采用B/S技术设计，B/S对于浏览器端的应用，界面文件的大小直接影响到用户使用软件的速度，所以界面的设计必须考虑到可用性原则。界面设计应该以应用为主，对于起修饰作用的图片等多媒体文件，尽量采用压缩比例较大的媒体文件格式，减少界面文件的大小。

针对应用平台的特点，为了更好地实现用户与计算机之间的通信，以控制计算机或进行用户和计算机之间的数据传送，坚持图形用户界面设计原则，做到软件操作简单、界面直观、对用户的具体操作提醒清楚，真正做到软件易用、规范、合理、美观、协调、独特。

（二）运行环境设计

平台运行平台：CentOS 7.3以上。

客户使用平台：操作平台在Win10以上，推荐使用浏览器有火狐firefox、chrome、360极速版。

（三）平台性能设计

平台性能参数指标列表，见表4-11。

表4-11　平台性能参数指标列表

参数指标	性能参数
网页抓取频率	分钟级
舆情推送速度	1分钟
索引数据量（条）	快速索引3亿，缓冲索引100亿，大数据索引：无限拓展
微博数据量（条）	千万级
贴吧数据量（条）	百万级
检索响应	2秒
检索查全率	99.7%
关键词提取	实时
关键词提取准确性	100%
平台功能	完善
风险预警	分析准确率＞90%
舆情发现	准确率＞90%

第五章

舆情研判与舆情报告的撰写

一　舆情事件的分析与研判

德国大众传媒学家、政治学家Elisabeth Noelle-Neumann提出了著名的"舆论是社会的皮肤"的观点，而在当下，网络舆情已然成为社会舆情的"晴雨表"与"风向标"。因此，通过对网络舆情的分析与研判，可以有效掌握社会舆情的阴晴变化，进而对可能暴发的危机事件形成预警并及时有效地应对与引导，最终实现化解危机与风险、提高社会治理水平、促进社会和谐发展的目的。

（一）舆情分析与研判的基本要求

网络舆情分析与研判，是指运用系统科学的程序与方法对监测与搜集到的网络舆情信息进行甄别、分析和归纳，去伪存真、删繁就简，提炼并整理出具有全局性、趋势性、指导性、预警性和线索性的信息的过程。这一过程是网络舆情工作的重要环节，它一头连接着舆情的监测与搜集，另一头连接着舆情的应对与引导，起着承上启下的重要作用。监测和搜集到的大量舆情信息只有通过分析与研判才能实现其价值，及时有效的应对与引导同样离不开科学正确的分析与研判。网络舆情分析与研判的结果是政府、社会组织、企业等进行决策与应对的基础与依据。因此，必须尽量保证分析与研判结果的全面、准确、及时，否则，舆情的应对与引导就如"盲人骑瞎马，夜半临深池"，错误的信息比没有信息效果更糟。

1. 立足全局

网络舆情分析与研判就是要从监测与搜集到的大量信息中提取代表舆情趋势与规律的内容，找到影响舆情发展的关键节点，这就要求立足全局，不能被细枝末节迷惑。要做到立足全局，需要对我国社会所处发展阶段的特点与问题有深入正确的认识。

著名学者Manuel Castells在其产生了广泛影响的著作《网络社会的崛起》一书中指出："我们对横越人类诸活动与经验领域而浮现之社会结构的探察，得出了一个综合性的结论：作为一种历史趋势，信息时代的支配性功能与过程日益以网络组织起来。网络建构了我们社会的新社会形态，而网络化逻辑的扩散实质地改变了生产、经验、权力和文化过程中的操作和结果……在网络中现身或缺席，以及每个网络相对于其他网络的动态关系，都是我们社会中支配与变迁的关键根源；因此，我们可以称这个社会为网络社会（the network society），其特征在于社会形态胜于社会行动的优越性。"

网络社会作为一种新的社会存在方式，不仅极大地改变了人们的生存方式和传统的社会结构，而且深刻地影响到人们的思维方式。与传统社会不同的是，网络社会改变了传统社会相对稳定的金字塔式的结构而使之变得扁平化，网络社会本质上是一个风险社会，政府、企业乃至个人的形象脆弱化，成为易碎品，社会危机将成为常态化的社会存在。在网络世界里，"人类以往的社会结构提供给人们的安全感和生活的延续性已不复存在，变化和不确定是这一时代人们生活的主题"。

英国社会学者Zygmunt Bauman强调应将"危机"概念量于"常态"之前，在他看来，如果说危机是指常态方式和工具的失效，或者发展的确定性消散无形，那么危机实际上是"人类社会的常态"，社会是以持续打破平衡而非固守平衡的方式存在的。

21世纪上半叶，中国正经历工业化、城市化、市场化、信息化、国际化全新的大变革、大转型，国家安全同"社会治理"的关系问题以更加复杂的形式表现出来。社会利益日趋多元化，社会关系日趋复杂化，社会矛盾不断凸显，各种事关群众切身利益的焦点问题不断涌现，统筹社会各方面利益关系及社会管理的难度不断上升。社会转型期、矛盾凸显期是对21世纪以来我国发展阶段的准确概括，因此，要做好网络舆情的分析与研判工作，必须对以上网络社会的特点与我国转型期的社会矛盾有深刻正确的认识，在此基础上，才能立足全局，看到问题的各个方面，而不是"头痛医头，脚痛医脚"。

2. 及时准确

（1）及时

网络舆情的分析与研判中很大一部分是对危机事件的处理。危机管理理论视速度为第一原则。危机事件信息出现后应第一时间表态、第一时间发声，掌握舆论的主动权和事件处置的主导权。如果不能先发制人，被网络舆情牵着鼻子走，挤牙膏似地应对舆情，就容易陷入"塔西佗陷阱"。受传统社会治理思维影响，一些地方政府往往在没有认真进行调查研究的时候第一时间本能否认，导致舆情被动，当真相被一层层剥开后，政府的公信力将不复存在。

信息发布是否及时，很多时候影响着舆情走向，并制约着应对与引导的效果。传统观点中有"黄金24小时"之说，网络媒体兴起后，又有人提出了"黄金4小时"的概念，即从危机事件暴发到相关责任主体第一次回应的时间不超过4小时。但是，当前政府管理模式受"层层请示汇报"的反应周期的影响，导致对舆情信息的分析研判与应对都相对滞后，这也是有些群体性事件被激化的因素之一。当然，所谓"黄金4小时"，这里的数字不该教条地被看作确定时间，而是为了强调时效的重要性，要求突发事件发生后，相关责任主体在尽可能短的时间内公开发声，对基本事实、事态性质、应对措施等民众关心的问题做出简要回答。

对舆情的分析与研判必须走在信息发布之前，这一阶段的分析与研判工作的重点是尽力找到核心事实，并披露掌握的信息。

（2）准确

准确，是网络舆情的分析与研判工作的题中之义。准确包括以下几个层面：首先是信息准确，谣言在分析与研判阶段应被识别出来，并及时提醒相关责任主体辟谣。其次是捕捉到有价值的信息，准确判断舆情的发展趋势。特别要注意的是，在事件原因尚未清晰时，不宜简单粗暴地对事件进行归因，网络舆情分析研判人员应提示责任主体发言人避免使用一些刺激网民心理、引发网民吐槽的敏感词。"不明真相的群众""别有居心""一小撮""临时工"等都是极易引起民意啸聚的敏感词，应该避免使用。

（二）舆情分析与研判的基本程序

网络舆情分析与研判是一项科学系统的工作，具体来说，主要包括以下基本程序：信息甄别——信息汇总与分类——趋势与走向判断——形成对策建议——总结规律——矫正与纠偏。当然，并非每次网络舆情研判都需要经历以上所有步骤。而且，以上步骤有的是同时进行的，做以上排列主要是为了叙述与研究方便。

1.　信息甄别

信息甄别是指对监测和搜集到的网络舆情信息进行真伪正误的初步分析与鉴别。互联网的匿名性、复杂性使得真假信息鱼龙混杂，有些网络"大V"利用自身影响力散布谣言，而网络水军及网络公关公司的存在更是使得许多利益的权衡与博弈都披着"代表民意、为民发声"的正义外衣。而且，网络话语建构了草根与权贵冲突的话语图景和社会阶层对立的价值偏好，进而传播社会悲观情绪，形成群体极化。

（1）舆情与谣言

1947年，美国社会学家Allport和Postman最早提出了谣言公式：R（rumor，谣言的能量）= I（importance，谣言所涉及问题对于传播人群的重要性）×A（ambiguity，谣言证据的模糊性）。传播学学者Kroos在这个公式的基础上提出：谣言＝事件重要性×事件模糊性×公众批判能力。

网络传播的特点使得谣言比以往任何时候传播范围更广，影响更大，网络谣言对社会的危害性也比以往更大。

因此，在网络舆情分析与研判的最初，应将谣言从舆情信息中区分开来，并寻找有力证据，尽快辟谣，避免其成为大规模的舆情事件。

（2）真舆情与伪舆情

网络的普及特别是社会化媒体的兴起，使得传统的弱势群体有了更有效地表达意见情绪、维护自身权益的通道。互联网也成为政府及企业了解社情民意的重要平台。而中国网民天然的"为民请命"的正义感也促成了一些突发事件的圆满解决，促进了社会公平与正义。

但是，互联网的复杂性在其发展过程中也显现出来，政治利益与商业利益的博弈也从现实社会移植到网上，使得互联网最初在中国具备的正义变了味。不管是"五毛党""美分党"还是网络推手、网络打手，都在一定意义上制造了伪舆情，造成"舆论绑架司法"的现象也时有发生。

至关重要的第一步是分清舆情与谣言、真舆情与伪舆情，做好这一步，有助于精确地进行舆情应对与引导。

2. 信息汇总与分类

（1）信息汇总

信息汇总之前需要对搜集到的信息进行预处理，如格式转换、数据清理、数据统计等。对于新闻评论，需要滤除无关信息，保存新闻的标题、出处、发布时间、内容、点击次数、评论人、评论内容、评论数量等。对于论坛BBS，需要记录帖子的标题、发言人、发布时间、内容、回帖内容、回帖数量等，最后形成格式化信息，概括出主要问题、主要内容、主要观点及主要策略，并以此为基础写出网络舆情信息摘要。

（2）信息分类

所有类别的网络舆情都有其共性，又有其个性，因此，在应对处理时，不同类型的网络舆情有不同的应对方法与技巧，对其分类是必要的。按照不同的标准可以分为不同的类型，可以按地域分，也可以按内容涉及的行业分。在具体网络舆情分析与研判过程中，分类并不是固化的、排他的，根据舆情信息的特点可以选择一种或几种分类。而且有些事件在发展过程中，其所属分类也是会变化的。在日常的分析研判中，可以按照网络舆情的不同类型组建案例数据库，在突发事件发生时，就可以根据分类找到类似案例的经验作为分析与研判的参考。

3. 趋势与走向判断

趋势与走向判断是网络舆情分析与研判的核心，是应对与引导的依据。根据汇总到的舆情信息，通过系统的分析，做出关于舆情发展趋势与走向的基本判断。这一判断主要是在定量基础上得出的定性判断，如矛盾是否会升级、影响是否可控、大规模群体事件是否会暴发、外媒是否会跟进等，决策者据此可以选择正确的应对策略。

（1）把握舆情热点和社会热点

纵观近些年的网络舆情热点事件，主要围绕以下社会热点问题展开：社会风险问题、贫富差距问题、腐败问题、劳资矛盾问题、住房问题、房屋拆迁问题、流动人口问题、失地农民问题、医患关系问题、社会保障问题、网络安全问题和环境问题等。

（2）把握舆情发展的阶段性特征

具体的网络舆情事件的发生发展有潜伏期、蔓延期、暴发期、平息期等不同阶段。每个阶段都有其发展特点，要正确地判断舆情事件的趋势与走向，必须对所处的发展阶段有明确的界定。在此基础上，才能正确判断其走向。

网络的互动性和即时性使得网络舆情信息的变动十分迅速，每个时间段有每个时间段的舆情，每个阶段的网络舆情会有不同的极端特征，呈现不同的发展趋势。因此，在判断网络舆情的趋势与走向时，应对其所处的阶段进行深入分析，注重分析研究每一特定时间段网民比较突出的情绪、意见和诉求。抓住不同阶段的网络舆情的特点和规律，就容易抓住其中的趋势和走向。

（3）注重反映思想及情绪内容

网络舆情归根结底是网民关于社会存在和发展的情感认识和思想反映，因此，在对网络舆情进行分析与研判时，不仅要分析舆情信息的文本，更要着重分析背后网民的思想意识，这样才能准确了解舆情特点，把握发展趋势。

由于网络的匿名性使得其相对于现实社会的言论环境更为自由，网民在网上的言论很多与其现实身份是不相符的，如网络暴民、网络愤青中有相当一部分是现实生活中较为有教养、含蓄的白领及学生群体。从网络舆情的预警的角度看，网络舆情中隐藏着的、未公开表达的情绪、态度、立场和意见，更应该得到足够重视；否则，很容易从网上发酵，最终走向现实社会，由虚拟的网络舆情发展为现实的矛盾危机。

海恩法则指出，每一起严重事故的背后，必然有29次轻微事故、300个未遂先兆及1000处事故隐患。网络舆情的分析与研判就是通过对这29次轻微事故，300个未遂先兆及1000处事故隐患进行分析，从而预测严重事故的发生趋势。

（4）对网络舆情的走向做出判断

根据分析研判的结果及当时网络舆情的特点做出关于事态走向的预判，判断事态是将继续扩大，从情绪层面走向意见层面，从意见层面走向行动层面，还是网民关注点已经发生转移，事件会慢慢平息。具体的网络舆情事件的发生发展是有其生命周期的，但是各个要素围绕某些"阈值"时刻处于涨落起伏的动态变化中，形成耗散结构，如果在此过程中不断有新的要素加入，使得各要素偏离平衡位置的距离扩大，就会形成巨大涨落，这往往是质变的关键节点。网络舆情的分析研判工作必须时刻注意新的要素的加入，从而找到事态发展的关键节点，准确预判事态的走向。

4. 形成对策建议，对可能发生的危机进行预警

（1）形成对策建议

通过对网络舆情的分析与研判，根据网络舆情发展的趋势和走向，提出有针对性并可操作的意见建议供决策者参考。对策建议应及时、有效、可操作，主要应包括：如何发布信息、信息发布的时机、信息发布者、信息发布的渠道、信息发布的基调（道歉、认错或是澄清事实真相）等。

（2）对可能发生的危机进行预警

不是所有的网络舆情经过分析与研判之后都需要进行预警，主要是针对那些有可能会引起民意啸聚，进而引发群体事件的负面舆情进行预警。根据事态的轻重缓急，预警可以分为蓝色预警、黄色预警、橙色预警。网络舆情预警是分析与研判的结果、应对与引导的先声。

网络舆情预警和应对是指从危机事件的征兆出现到危机造成可感知的损失

110

这段时间内，对网络舆情尤其是负面舆情的及时妥善控制，从而达到有效化解网络舆论危机的目的。网络舆情预警的意义在于及早发现危机的苗头，及早对可能产生的现实危机的走向、规模进行判断，及早通知各有关职能部门共同做好应对危机的准备。

5. 总结规律，形成案例数据库

通过对网络舆情应对过程中的经验与教训进行总结，发现其中的规律，是网络舆情分析与研判的又一重要环节。通过对同类舆情事件的分析可以找到相应类别舆情事件发生发展的规律，通过对一个时期舆情事件的分析可以找到舆情事件发生发展的时间及空间规律。比如，每年春节期间是舆情事件发生的低谷，这是由于中国人对春节的重视，任何不顺心的事情在全家团圆的亲情面前都可以暂时搁置。而每年三四月是舆情高发月份，这跟季节变化引起的人们的情绪波动不无关系。地域环境对人的行为也有一定影响，舆情事件多发的省份往往与当地的经济社会发展不平衡不无关系。

另外，还有一项重要的工作是建立数据库，不仅包括案例数据库，还应包括专家数据库、敏感词数据库等。

6. 矫正与纠偏

矫正与纠偏贯穿网络舆情分析与研判的始终。由于分析与研判工作受许多特定条件的限制，难免出现误判，及时的矫正与纠偏，对舆情的应对与引导意义重大，网络舆情分析与研判可能会出现失误，主要原因有两点：一是时间紧。如前所述，突发事件发生后，要求责任主体在"黄金4小时"之内进行第一次回应。如此短的时间，信息搜集难免出现遗漏进而造成误判。因此，在第一次回应时应注重讲事实，慎重讲原因。待有新的事实及调查的阶段性结果时，可以及时补充。人们往往可以原谅错误，但不能宽恕谎言。二是不确定因素多。突发事件的一个重要特点就是不确定性，随时会有新的要素加入，从而影响事件发展。例如，意见领袖的评论与转载或者相关当事人突然非正常死亡等都有可能会使研判工作措手不及从而产生失误。

因此，矫正与纠偏是网络舆情分析与研判过程中的一个重要而必要的环节。

（三）舆情分析与研判的基本方法

1. 技术分析与人工分析

（1）技术分析

目前，对网络舆情分析的一些关键技术如网络舆情话题的发现与追踪、网络舆情倾向性分析、自动分类、摘要、排重、聚类、敏感词过滤分析等技术都已成熟，许多舆情服务机构均可通过计算机技术对传统媒体网络版（含中央媒体、地方媒体、市场化媒体、部分海外媒体）、网站新闻跟帖、网络社区/论坛/BBS、微博客、网络意见领袖个人博客、网站等网络舆情主要载体进行24小时监测，还可对监测结果进行专业的统计和分析，形成监测分析研究报告等成果，还可利用百度、谷歌等搜索引擎进行信息补充，并进行关键词、关注度、转载率等统计分析。但这些舆情监测系统擅长的是抓取新闻网页，在社交媒体及网络社区中，如博客、微博、微信、QQ群、BBS、新闻跟帖等则效果有限，网络社区中的舆情主要依靠人工分析。

（2）人工分析

计算机对信息的处理能力始终存在一定的滞后性和简单化，虽然在一定程度上解放了人力资源，但在高层次的信息处理如情感判别和影响力评估等方面，计算机还不能完全取代人工分析，计算机处理的数据和结果在实践中的有效性和可行性还有待进一步提升。

人工分析就是在技术分析的基础上，进行修改、补充研判类的信息，特别是提供关于网民的情感、情绪分析。传统的舆情分析往往重视解读舆情信息的文字内容，而忽视网民互动的社会关系网络研究，这些都是要人工分析的，甚至需要社会学、心理学、传播学方面的专家。

此外，由于网络表达的戏谑化和娱乐化，计算机单凭文本不能分析出网民的意见倾向和价值取向，这些工作都要依靠人工完成。例如，"呵呵"原指笑，微笑或开心的笑，也表示自己开心，是笑声的拟声词。但在互联网迅速发展特别是聊天工具和BBS的普及发展的情况下，"呵呵"这个词被越来越多地打在电脑屏幕上用来反映自己的表情。当然，在手机短信里同样也得到了广泛的使用。在使用中，或者表示敷衍，或者表示赞同，或者表示好笑，或者表示无奈，或者表示同情。现有"流言止于智者，聊天止于呵呵"的调侃。

2. 定量分析与定性分析

（1）定量分析提供数据

定量分析是指对网络舆情信息进行量化处理，即根据信息的数量及频率来分析和把握网络舆情的影响大小和发展方向及趋势。就网络舆情信息的显著度和集中度，可以用发帖量、点击量、转载量、回帖量、评论量等指标来衡量，这些也是定量分析的主要指标。

一般来说，事物的发展是从量变到质变的过程，因此对量的方面的关注是十分必要的。例如，有学者经过对40个微博舆情事件的监测数据统计发现，一个社会性公共事件从微博场域"溢出"到社会话语场域的临界阈值是该条微博转发次数超过1万次或其评论次数超过3000条，满足其中任何一个条件都可以。

（2）定性分析提供判断

定性分析主要是对网络舆情的性质与走向的研判。主要从以下方面着手：信源出处、确定舆情信息的类别、判断其是自发舆情还是人为制造的舆情、判断其是否能成为热点事件。对于网络舆情信息，单靠定量或定性分析都难以得出有价值的、准确的结论与判断，必须综合运用两种分析方法。一般来说，定量分析为定性分析提供数据及证据，定性分析提供价值判断，有时也用来解释定量分析的结果。

3. 日常研判与即时研判

网络舆情分析与研判工作是一项系统工作，主要由两部分组成：一是日常研判，对网络舆情信息进行日常性和持续性的分析与研判，并在此基础上总结规律，建立网络舆情信息库。二是即时研判，针对某一突发事件进行有针对性的研判，为突发事件的应对与引导提供依据，促成突发事件的圆满解决。

（1）日常研判

日常研判具有长期性、稳定性、系统性的特点。日常研判应重点关注两方面的工作：一是发现倾向性、苗头性的话题，二是在突发事件结束后对网络舆情发生发展的特点，以及网络舆情运行过程中舆情主体所表现出来的社会意识、社会情绪、社会态度，以及社会思潮进行专门化、系统化的研究，为顶层设计建言献策。

一般来说，日常研判更注重宏观与中观层面，主要内容包括：中介性事件发生发展的特点及规律分析、网民的网络舆情表达方式、网络舆情中所显示的思想观念。比如，在"我爸是李刚""杭州飙车案"中网络上仇官仇富、官民对立情绪的分析等，众多"老人过马路扶不扶"的案例折射的是社会信任危机，日常研判就是要发现个别事件背后的深层次问题，这样突发事件发生时就能抓住关键问题，从容有效应对。

（2）即时研判

即时研判，是一种相对日常研判来说微观层面的研判，是指在网络舆情的具体处理过程中，针对本次舆情的具体内容及特点所做的研判，一般体现为对特定突发事件的研判。即时研判的内容主要是找出本次舆情产生的直接导火索，舆情形成过程中的意见领袖及网民的代表性意见倾向进行分析，在此基础上对本次舆情的下一步发展做出预判，同时为相关责任主体应对与引导工作提供具体的意见。

相较于日常研判，即时研判是一种紧急状态，对时效性、指导性和可操作性要求很高。即时研判随着突发事件舆情的平息而结束。

对网络舆情工作来说，日常研判与即时研判是同等重要、相辅相成的两个方面。日常研判为即时研判提供宏观理论指导，即时研判为日常研判提供具体案例经验。

（四）舆情分析与研判的指标体系

网络舆情的分析与研判存在许多困难，这主要是由网络表达的特点决定的，网络表达具有匿名性、公开性、即时性、互动性。因此，必须建立一整套科学的指标，这样在分析研判过程中才不至于无从下手。

1. 舆情分析与研判指标的要求

指标是评价特定研究对象的依据和标准，指标体系是由一整套相互联系、相互补充的指标构成的有机整体。指标体系可以将一个复杂的问题分成若干个部分，每个部分相对独立又相互联系，共同构成对问题总体特征的描述。指标体系有利于从多层次揭示事物之间的相关性和系统性。将一个复杂的事物分为若干个相互联系的部分，通过研究每个部分的特点及相互关系，就能找到关键性指标，透彻认识整体。

网络舆情分析与研判的指标是指网络舆情分析与研判的维度，即从哪些方面、哪些角度对网络舆情信息进行分析和研判。网络舆情分析与研判所对应的指标要能反映整个舆情的特点与趋势，从而通过分析这些指标能准确地做出判断、发出预警、提供支持。因此，这些指标必须具有普遍的适用性，同时是易得、可测、可靠的，并具有代表性。

（1）适用性

所谓适用性是指选取的指标要具有一定的普遍性，可以适用于绝大多数网络舆情信息的分析与研判，不管是什么类别、处于什么阶段的网络舆情都可以根据这些指标进行分析与研判。

一般来说，一条具体的网络舆情信息是由以下要素构成的：消息来源（发布者）、发布时间、发布渠道、信息内容、参与者、传播范围等。因此，分析与研判的指标应该考虑到这些普遍因素，使之都能得到体现与评价。

（2）可测性

网络舆情分析与研判的指标应该遵循可测、易得的原则，以便在突发事件发生时能够及时分析，快速做出决策。这些指标有些是通过计算机软件直接可以测得的，有些需要人工智能的进一步加工。例如，发帖量、更帖量、评论量等都是计算机技术可以提供的，而网民的态度、情绪、意见等则需要人工分析与判断。

（3）代表性

网络舆情分析与研判的指标必须具有代表性，也就是说，必须是关键指标，通过这些指标的分析，就能得到关于网络舆情的整体判断。这种判断要代表网络舆情发展的趋势与方向。

2. 具体指标

构建舆情分析与研判指标体系是一个系统工程，而且随着舆情表现形态的变化及新的媒体表现形式的不断涌现，需要对指标体系不断修正、丰富和完善。目前存在的指标体系主要是基于舆情监测与预警的考虑，各有侧重，对实际的舆情工作均有一定的价值和意义。这里列出一种有代表性的指标体系供学习参考（表5-1）。

表5-1　一种代表性舆情分析与研判指标体系

一级指标	二级指标	具体指标
发布者及主要传播者	人口统计指标	性别、年龄、教育程度、职业、地域等
	网络影响力	活跃度、专业性、价值倾向
舆情信息文本	主题类别	生存危机、公共安全、分配差距、腐败现象、时政、法治
	形式	文字、图片、视频
	关注度	浏览量、评论量、转帖量
参与者	态度倾向	赞成、反对、中立
	心理层面	情绪、意见、行为
	网络分布	点击者IP
传播平台	媒体类型	门户网站、网站论坛、微博、微信、知乎、抖音、快手、小红书
	媒体影响力	总流量、日流量、点击率、转发量
区域和谐度	贫富差距	基尼系数、农村城镇居民收入、财富集中度
	信息水平	广播、电视、网络等媒体覆盖率
	社会保障水平	社会治安、医疗保险覆盖率、养老保险覆盖率、工伤保险覆盖率
	民族宗教情况	宗教冲突、民族矛盾

一级指标	二级指标	具体指标
网络舆情的稳定性	时间维度	反映某一议题的舆论在不同时间点上的变化情况（具体表现在某一议题每天呈现的帖子总数变化）
网络舆情的分布	意见维度	反映某一议题的帖子各种不同意见的分布情况
	数量维度	反映某一议题的发帖量
网络舆情的强度	显著维度	反映某一议题的帖子在论坛总帖子中的比例
	集中维度	反映某一议题的帖子在不同网友之间的分布

该指标体系主要从网络舆情传播参与者及网络舆情事件两个角度进行综合分析和评判，网络舆情传播参与者指标具有综合性、系统性与关键要素相结合的特点，但由于该指标涉及的数据量较大，覆盖面较宽，搜集起来难度也较大，较适用于日常研判，用于时效性强的即时研判则会受到一定的制约。网络舆情事件指标体系的优势是焦点突出、问题集中，相关数据和内容易于获取，缺点是就舆情论舆情，不能全面反映舆情的复杂性。

实际的舆情工作纷繁复杂，不可能有适用于所有舆情事件分析与研判的指标体系。在实际操作中，舆情工作者最好把这两个指标体系的优势结合起来综合运用于分析和评价；也可根据具体舆情事件的特点，在两个指标体系的基础上加入新的要素构成新的体系，对于各个要素，可根据重要性对其赋值，算出平均分，进而进行不同程度的预警。

分析与研判是网络舆情工作的重要环节之一，起着承上启下的作用。监测和搜集到的大量舆情信息只有通过分析与研判才能实现其价值，及时有效的应对与引导同样离不开科学正确的分析与研判。网络舆情分析与研判的结果是政府、社会组织、企业等进行决策与应对的基础与依据。本章系统介绍了网络舆情分析与研判的基本要求、基本程序、基本方法与指标体系。

二 舆情报告的撰写

（一）舆情报告的特点

舆情报告是对特定话题、事件或品牌在公众讨论中的表现和影响进行分析和总结的文档。这些报告通常由政府机构、企业、媒体监测公司或公关团队编制，用于理解和评估公众舆论的态势、趋势和潜在影响。舆情报告的特点主要包括以下几点。

1. 数据驱动和深度分析

舆情报告基于从各种渠道收集的大量数据，这些渠道包括社交媒体平台、新闻网站、论坛、博客和其他在线社区。数据的广泛收集确保了分析的全面性和深度。其次通过高级数据分析技术，如自然语言处理（NLP）和机器学习，对收集到的数据进行深入分析，从而识别趋势、模式和洞见。

2. 实时性和动态监测

由于网络舆论的快速变化，舆情报告通常要求实时或近实时的监测能力，以便快速捕捉和响应公众舆论的变化。报告内容需要定期更新，以反映最新的舆论动态和趋势，确保决策者拥有最新的信息。

3. 定量与定性分析结合

结合定量分析（如情感分析、关键词频率、影响力评估）和定性分析（如主题分析、案例研究、舆论引导策略），为决策提供一个多维度的视角。通过定性分析深入解读公众情绪的背后原因，识别关键意见领袖和影响因子，提供更加深入的洞见和建议。

4. 可视化展示和易于理解

利用图表、图形和信息图等可视化工具，使复杂的数据和分析结果更加直观和易于理解。报告通常具有清晰的结构和逻辑，便于读者快速抓住重点和关键信息。

5. 风险识别与管理

识别可能对组织产生负面影响的舆论风险，并对风险进行评估和分类。提出有效的风险管理和应对策略，帮助组织减轻负面舆论的影响，维护品牌形象和声誉。

6. 战略意义和定制化

不仅总结过去和当前的舆论态势，还预测未来的趋势，并基于分析结果提出战略性建议。根据组织的具体需求和关注点，提供定制化的分析和报告，确保报告内容的相关性和有效性。

7. 多渠道分析和目标受众分析

覆盖多种媒体和平台，全面捕捉公众舆论。分析目标受众的特征，如地理位置、年龄、性别、兴趣等，以更好地理解和影响公众舆论。

（二）舆情报告的形式

根据舆情报告目标可分为：

（1）舆情应对和危机公关建议型

偏重危机事件的舆情应对研判和建议，倾向短平快。

（2）舆论宣传效果评估和建议型

偏重正面舆论宣传引导个案的评估，倾向用数据说话。

（3）新媒体（微博、微信等）传播评估

偏重对新媒体传播力、互动力、影响力传播情况的测评，倾向全面的新媒体大数据分析。

（4）特定行业或领域指标评估体系

针对某一行业或领域的舆情，量身定做一套适合自身舆情发展规律的指标评估体系。

（5）特定行业或领域权威舆情研究报告

针对某一行业或领域的舆情，综合榜单、报告等多元化分析要素，形成一份大型的行业或领域研究性报告。

根据报告内容可分为：舆情日报、舆情周报、舆情月报/双月报、舆情季报、舆情半年报/年报、舆情研判分析专报。

针对每日、每周、每个季度、每半年或年度的舆情动态，可分别采取日报、周报、季报、半年报或年报等报告形式，呈现当前的舆情走势、数据和代表性媒体、网友观点，并总结舆情应对利弊，研判下一阶段的舆情风险，提出应对建议。

（三）舆情报告的结构

一份完整的舆情报告至少要具备舆情概述、传播情况、舆情分析、舆情应对点评及危机应对建议几个部分。

1. 舆情概述

如同书的序言或者论文摘要一样，舆情概述可谓一份舆情报告的"名片"。虽然整体篇幅占比不大，但是能让人大体了解报告的重点。舆情概述包含了对整体舆情态势、各方舆论观点和风险研判要点。舆情概况并非简单的摘要，而是应当精练全面，尽量用最精简的言语，来进行整个事件的概述，提炼出最核心的看点，不用太长，一个段落即可。其重要性在于提纲挈领，是报告内容的"说明书"。一个合格的舆情概述，并不完全是粘贴复制每一部分的原文那么简单。简单对后文进行复制的概述，往往会使读者丧失阅读的欲望。凝练精华，与后文相比更能高度概括报告中心的评述，会吸引更多人的兴趣。

概述部分有多种表现形式，如事件概述、主题概述等。在事件概述主要为简单描述事件的时间、地点、人物、起因、经过和结果这五个要素即可，不必深入展开。主题概述除介绍基本情况外，还要对舆情传播和发展态势做综合性说明。同一篇文档中不同事件的层级标题需统一。

事件概述要交代清楚事件发生的时间、地点、人物、起因、经过和结果，简明扼要，不进行细节描述。时间应精确为年、月、日，避免使用类似"近期""最近""几日""上周"的模糊表述。

主题概述同样必须包括：时间、地点、人物、起因、经过和结果。复杂的事件要说明必要的背景、事态变化或转折的重要节点、当事人各方的态度、进行的重要讲话、媒体评论重要观点概述、网民言论重要观点概述。可列举至少两种主要不同观点，并体现各自的比例。针对社会现象、热点话题类舆情概述，要综合提炼不同媒体与网民的言论观点，可采用事件发展流程图、结构比例图、适量新闻图片或漫画表现事件、现象或话题，可生动直观地把读者带入事件之中。

2. 传播情况

该部分内容为目标事件的舆情在各传播渠道上的传播状况、事件热度、传播趋势等。在传播情况这个环节，舆情报告既要厘清舆情传播路径，又要通过图表、数据等形式对舆情强度进行直观呈现，便于有关方面感知目标舆情事件的热度值和情感值。

（1）各渠道传播状况

对传播渠道的分析需注重多个不同平台的传播情况，若有必要可以加上各方媒体传播的情况。不同传播渠道存在着传播介质、用户群体、话题敏感性等方面的差异，导致话题发酵、传播的速度和特点不同。例如，微博的传播力较为迅速且范围广，但是微信更吸引用户稍晚些进行深度了解。

（2）传播热度

衡量一个舆情事件在不同媒介的热度，需要根据各个媒介参考不同指标。比如对于新闻网站需参考被其他网站转载的数量，对于微博需参考阅读量、转发量、评论量、点赞量和私信的数量，对于微信公众号需参考阅读量、转发量、转载量、在看量、点赞量、留言的数量，对于视频、音频网站需参考播放量、收藏量、评论数量、弹幕数量等。

（3）传播趋势

一个话题从无人问津到引人瞩目，需要经过发酵演变成为舆情热点。舆情事件的传播路径与节点构成了舆情的传播趋势，需对其传播趋势变化进行分析，利用折线图绘制传播走势图，以此对比分析舆情的变化趋势。事件在社会上的讨论热度，为传播趋势提供了数据。舆情的传播趋势可以按天、周、年等时间周期作为衡量依据，也可以细化到时、分、秒。舆情在不同时间点其传播声量、走势等变化都有所不同，因此，可以根据舆情事件在各个时间段的传播量、动态变化进行分析。

舆情事件的传播趋势可通过三种方式进行分析。一是根据舆情传播变化走势。通过舆情分析软件，可实现舆情事件传播变化走势实时分析，如分析关联信息的传播变化趋势、传播节点等，并生成数据分析报表，供下载。二是根据多维度分析舆情发酵的状态和趋势。通过舆情分析软件，可将舆情事件订阅为重点监测分析主题，系统会自动多维度分析舆情传播发酵的变化趋势，并以不同类型的数据分析图表直观展现。三是根据各个时段传播走势。通过舆情分析软件，可分析舆情事件在各个时段的传播量、高频传播词语、转发量等，并自动生成传播走势图和舆情传播分析报告。

3. 舆情分析

媒体舆情分析，是将国内外新闻、报刊、主流媒体新闻客户端等多种媒体，对特定的舆情或舆情的传播路径、舆情热度、观点，进行聚类分析和归纳总结。条理明朗，逻辑清晰，观点总结准确，是自媒体舆情分析基础的条件。

网络舆情分析，意指综合境内外网络社区即论坛、博客、微博、微信的网友和网络意见领袖言论，进行这一范围内的网络言论倾向性分析。这部分写作有别于媒体舆情分析的核心点即在于，因网友言论体量庞大，一些热点舆情中常常是"百万级""千万级"评论，故须采用抽样分析法，来提高分析质效。

微博、微信等社交媒体是现代信息文化的重要组成部分。社交媒体可以让每个人有机会参与大事小情的讨论，甚至可以在距离自己很遥远的领域发声。"社交倾听"指的是对社交媒体进行监控的行为。借助监测技术和工具，当关键词出现的时候，可以快速收集相关信息，并进行正向、负向评价分类。社交媒体分析的进步使得社交媒体数据变得更加透明，依靠社交媒体数据来推断公众意见，提供了对公众意见的快速理解。

有学者根据传统新闻媒体报道的方式，确定了社交媒体数据推断舆情的三种关键方式：引用、趋势和情绪。首先，媒体代表公民的声音，为个人提供机会以自己的语言表达自己的观点（如民意采访）。在社交媒体上，这类似于直接引用一个人的帖子。这种数据类型操作被称为引用。第二，媒体报道公众的意愿（如报道投票率）。在社交媒体上，这类似于报告帖子或热门话题的数量。这种数据类型操作被称为趋势。第三，媒体使用民意调查来解释和衡量公众中的不同意见（如对某个名人的评价是积极或是消极的）。在社交媒体上，"语义调查"涉及收集大量的社交媒体数据，并定量报告结果，如使用数字和图表的民意基调。这种数据类型操作被称为情感。

由于技术的进步，媒体跟踪，也可以理解为舆情监控这项原本高度复杂的工作也在逐渐降低难度。如今的机器学习、算法和在线工具使得快速跟踪、收集和汇编所需要的来自广泛媒体领域的所有数据成为可能。公众接受的大部分信息都是在网上发布的。从新闻网站、博客、播客到流媒体网站等，几乎所有的东西都以某种数字格式存在于互联网上。网络爬虫等技术便能帮助人们从海量信息中定位到要寻找的信息，这些辅助工具可以覆盖信息相关的关键字和短语被提及的每一个领域，上至官方发布，下至网民评论。

通过监测技术里的语义归类，可得出公众观点的倾向性。这部分内容适宜用图表表示，如用饼状图描述网民态度观点比例，显示正面、负面、争议或支持、反对、谴责等不同态度，用柱形图描述网民观点倾向性，从网民表述中提炼出具有代表性的观点，该观点能够覆盖某一类网友，且各个观点处于同一逻辑层面，相互独立，显示这些重要观点的数量比例。

需要在此重点说明的是抽样来源。抽样来源既要有新闻跟帖，也包括热门微博、微信公众号文章及其跟评；既有政治立场和意识形态"偏左"的平台跟评，也有立场相对中立和"偏右"者；既有受到成为众矢之的其中一方所开设微博的跟评，也有另一方当事人动态引发的评论。确保抽样来源的全面，对抽样结果的公平公正性而言，有着至关重要的影响，也是撰写舆情报告的基本素养。

此外，无论是媒体舆情还是网络舆情分析，近年来一个不可忽视的分析要点，即为境外舆论的分析。一方面，在涉及经济贸易、法治人权类的热点舆情中，西方主流媒体，以及反华媒体的舆论动向，是舆情报告不可或缺的参考要素。另一方面，以"Facebook""Twitter"为主的境外网络社区，近年来有不少新增的活跃舆情主体，打着"捍卫人权"的幌子，以及通过丑化中国来达到舆论炒作目的的"网络红人"。有鉴于此，境外舆论分析在日后舆情报告的发展过程中，相信其分量会越来越重。尤其是境外网络社区动态，无论在舆情危机还是宣传评估方面，都将成为"必备元素"。

4. 舆情应对点评及危机应对建议

舆情点评、宣传评估的思维是有所不同的。舆情点评倾向于为舆情危机全面"诊疗"之后，分析舆论处理的优缺点。而宣传评估，主要是评价其积极作用的影响，并对融媒体传播进行评价。

但两者在创作上也存在一些共同点。

第一，舆情点评或宣传效果评估，并不是将舆情事件重复描述一遍。舆情点评与宣传效果评估相比较，其主观性更强，但其根本原因在于舆论的客观化。

第二，舆情点评和宣传效果评估都有一个基本的评判尺度和尺度，作者在撰写之前必须对这一问题有一个清晰的认识。"快速响应""责任切割""统一口径""新媒介回应""防范舆情的再次造势""对公众信任或品牌的深度修补"，都是舆情应急处理的标准；而"主流媒体传播力和影响力""网络社区传播力和影响力""网络参与度""网络美誉度""主流媒体和官方新媒体的矩阵传播效果"等，又是评估宣传对外界产生的成效的重要维度。唯有对各个层面和规范的内涵掌握得当，才能在剖析中点出"痛点"，提炼出"亮点"：提炼出其中的精华，吸取教训。

对于舆情的研判，可以从四个层面来进行：传播情况、受众反应、舆情应对、舆情预测或预警。网上舆论的传播状况主要有：舆论来源；舆论传播的媒介或渠道；推动舆论传播、发酵、热度上升的主要原因，例如媒体报道、舆论领袖的重视；舆论热点的变动趋向等。对网络舆论的回应主要是对网友的评论进行剖析，根据实际情况采取定性和定量分析的方法，将主要观点和倾向分布情况进行梳理。互联网舆论应对是指对各有关单位（各方）的应对方式、特点、经验和教训进行梳理和剖析，或是就近期发生的有关部门尚未回复的民意，提供适当的对策。网络舆情预测、预警分析内容主要包括：对目前还没有得到妥善处理，特别是在今后还会再度加剧的群体争议的敏感类舆情信息；即将举办的重大活动或已经发布的项目，关注度较高，容易引起热论；在关乎政治和社会稳定的周期性事件中，每当一个关键的时间节点，会出现的一些利益团体的相关消息；在一些网友发布的信息中，可能预示某些会引发舆论骚动的事件。舆情研判要针对舆情事件进行深度解读，做出优劣分析。应站在第三方的角度，勿就事件本身发表意见、表达立场，应持中立态度。语言要贴近舆情评论的风格，而非新闻或时事点评。

（四）不同形式舆情报告的写作

1. 舆情传播链分析报告

舆情传播链分析报告是各种舆论报道中比较有特点的一种，它的特点是它的传播速度很快，而它对作者的信息收集和分析很有挑战性。而传播链的解析则需要对信息的传播时机、传播途径等进行准确的统计，这也是检验一款舆情监测系统是否值得应用的最直观手段。

舆论信息传递的主要目的是对舆论信息的传递过程进行精确的梳理，也就是"一点一线一面"。"一点"是舆情事件的传播节点。"5W"是新闻学研究中提出的新闻元素，即Why、Where、What、When、Who。它也为舆情传播链分析提供了借鉴。对舆论传播的节点进行剖析，通常是在舆情事件中发掘关键

"5W"，也就是关键原因、关键地点、关键内容、关键时间和关键人物。特别是时间、内容、人物。需要注意的是，与新闻中"5W"元素中"who"一词所表示的是主要人物不同，在舆情传播链的节点分析上，"who"这个词所代表的核心角色，既可以是特定的个体，也可以是具备相关政府、企业、媒体等组织性的"个人"。

在此要弄清楚传播的节点和传播的转折点之间的联系。通常，在一个传播拐点会受到传播节点的影响，但是传播节点并非总能影响传播拐点的形式。传播拐点侧重于事件发生转折的时间点，而传播节点则是更多注重事件产生重要进展的那些时间点。比如，一个以信息更新为主的舆情回应是传播节点，但如果没有引发舆情关注态势的转折，它就不能被称为传播拐点。

所谓"一线"，就是舆情事件传播的时间轴。时间轴是以"发生—发酵—回落"为主线，在不同的时间维度上进行了梳理。传播时间轴可以较大间隔的传播节点为单位，也可以较小的实时传播时间点为单位。

所谓"一面"，就是传播横截面，它是在一个特定的监测期，根据传播渠道分布、传播地域分布、传播趋势分布等静态指标来进行分类。通过监测时间的变化，可以得到整个舆情事件的不同传播横截面。从理论上讲，和高等数学的微积分原理相似，如果存在舆情传播量曲线，就有无限多的传播横截面。

2. 舆情反馈分析报告

舆情反馈分析报告是对公众就某个舆情事件发表的看法和反应进行整理分析的一种报道。舆情反馈分析报告针对的是相关媒体报道、微博内容、微信内容、论坛博客等信息。有条件的作者还可以采集微信群、QQ群、视频弹幕等渠道的信息。撰写该类报告的基本流程为：收集与分类→抽样与总结提炼→反馈分析。

舆论的意见收集要做到充分、精确。全方位的搜集要涵盖各种新闻媒介或与新闻主题有关的新闻内容，从各个角度搜集专业人士和网友的意见。收集信息的重点在于对了解各个渠道观点的准确理解，避免理解偏差影响分析结果。媒体与专业人士对某一特定的舆情事件或话题发表的意见，是舆情反馈报告的重点分析对象，通常可大量采集。而公众的留言数量庞大，形式多种多样，且无效观点、相似观点重复表述的情况较为常见，且很难完整地反映出来，常用的方法是抽样收集。采用抽样的方式，对媒体报道、网民评论、舆论领袖（包括行业专家）的评论进行提炼总结，将要呈现的媒体观点、网民观点和意见领袖（含业界专家）的观点进行分门别类。

一般情况下，对于一个特定的事件或话题，公众的反应主要有三种：正面、负面、中性。

要正确地评判公众意见的倾向，需要综合理性度、支持度、共识度三个指标。理性度就是公众情绪的合理程度，它的基本依据是词频分析和情绪分析。从这些高频词中，我们可以看出各种各界人士的不同立场，和不同人的不同态度的合理性。另外，有关当事人对真相的核实也会对其合理程度有很大的影响。从社会公众对一些新闻报道的反应来看，一些公众人物的可信度低、刻板印象和缺乏信息等因素使部分公众产生了不理性的反应。比如，长久以来，通信运营商的"垄断"和"暴利"的固有观念已经深入人心，当一些非正常的大规模数据消费行为出现之后，由于运营商未发声、缺乏事实真相，广大网友的跟帖和留言往往是抱怨谩骂。所谓支持度，就是公众对民意的支持程度，它要对媒体、网民、意见领袖（包括行业内的专家）进行全面的分析，从而对各类主体的主流舆论态度做出正确的判断。所谓共识度是指媒体、网民、舆论领袖（包括行业内的专家）在某个舆情事件或话题上的看法趋向上的一致性，若各类主体的态度较为统一，说明共识度较高。相反，在不同的研究对象持有不同的观点时，其共识度就会降低。

3. 舆情回应分析报告

舆情回应分析报告主要集中在回应的过程和回应的结果，以及在对舆情应对过程和结果进行分析后，有针对性地给出改进意见。在舆情回应分析中，我们还必须描述和分析舆情发生发展的过程，并进行评价，主要关注回应时间、回应方式、回应内容、回应技巧和回应效果。

（1）回应时间

回应时间是相关当事人回应的有效程度，也就是响应的效率。对此，适时的反应和表达将帮助主体在互联网上赢得发言权，但是"快"未必就是"恰当的时间"。舆情领域的"黄金4小时""黄金24小时"在舆论回应中得到了普遍的运用。当事人在事件发生后，及时发出具有权威性的消息，可以有效地防止网络上的误解和传播。但是，在公众舆论中，相关主体还应该对舆情事件及其相应话题进行足够的调查和预测，正确掌握信息的公布时间，并适当控制信息在公众之间的传播速度，防止不适当的公布导致事态扩大。

（2）回应方式

回应方式是针对事件当事人对舆情的回应渠道。一般而言，涉及普通敏感事件的主体可以通过官方微博、微信、官网等途径发表公开声明。但是如果遇到重大舆论事件，涉及的相关机构通常都是比较正规的形式，比如召开记者招待会等进行说明。另外，事件当事人可以通过接受媒体采访、媒体发布声明、线下沟通等形式予以回复。例如2018轰动一时的"基因编辑婴儿"事件，南方科技大学副教授贺建奎宣布，经过基因修改，全球首例免疫艾滋病的基因编辑婴儿于11月在中国诞生。消息发布后相关舆情迅速发酵，引发公众的质疑。随后，中国工程院、中国医学科学院等机构及相关研究团体相继发表声明称：此次事件性质极其恶劣，已要求有关单位暂停相关人员的科研活动，对违法违规行为坚决予以查处。

（3）回应内容

回应的内容是有关当事人的复述的事件信息，例如事件是如何发生的、怎样发展的、开展了哪些相关工作、取得了哪些调查成果、对有关事件进行了怎样处理和提出了哪些改善对策等。在评价层面，则要考量当事人是否对社会关切做出反应、内容是否令人信服、态度是否诚挚。面对社会紧急事件，通常采取"速报事实、慎报原因、重讲态度、诚讲措施、慎讲结论"的回应策略。况且，当今自媒体时代，人人拥有话语权，要"堵住"舆论是不切合实际的，涉及的相关人员必须做到信息公开透明。

另外，在新闻发布会、媒体采访等面向大众的双向交流中，当事人要对有关话题进行充分的研判分析，掌握好全面的信息。以天津港"8·12"特大火灾为反例，相关单位多次召开新闻媒体招待会，但有关领导在回答媒体问题时，却屡屡以"不清楚""不知道""不掌握"等字眼出现，说明相关单位对舆论发展、媒体报道情况、可能提出的问题没有进行预测和充分的调查，无法及时了解事件处理的各种情况。

（4）回应技巧

回应技巧是看涉事主体有没有采取特殊的应对技巧，如柔性姿态、分层应对、第三方证明、职责切断等。回应技巧应用的前提是涉事主体需具备高舆情素养。

（5）回应效果

回应效果是指分析涉事主体回应之后的效果，看它是起到了正向缓和舆情的紧张态势的作用，还是反向加剧了舆情恶性发酵。舆情回应分析报告应以涉事主体做出回应的内容及效果、相关人士的诉求是否得到回应、舆情后续走向、是否提出有效建议等作为结尾。

4. 舆情资讯类报告

舆情资讯类报告包括：舆情情报报告、危机应对咨询报告和舆情传播咨询报告。舆情情报报告常用于企业，旨在搜集企业自身、竞争对手及企业的外在环境的情报信息，包括技术情报、产品情报等，以作为企业经营管理的依据。舆情情报报告又分初级和高级两个版本，初级版本主要是对各个来源的舆论资料进行梳理，对舆情信息进行归类和总结。比如，企业推出新产品后，想要从公众的角度，获得消费者对新产品的评价、线上讨论、媒体报道等信息，从而为改进产品工艺、提升市场占有率提供有价值的依据。因此可以搜集、整合各渠道的消费者评价、线上讨论及媒体报道等，获得新产品口碑、形象及企业品牌动态，形成舆情情报报告。

而更高级版本的舆情情报则要求更高的专业素质，它包含了情报研究主题、研究方法和研究结论等方面，而结论则是高级版舆情情报报告的重要组成部分，着重于对舆情主体未来发展的预判；可成为相关部门决策、提升形象、树立良好口碑等方面的决策参考。

这类报告一般包含了舆情事件发生发展过程、舆论观点、舆情风险研判及应对建议四个方面。这些报道往往言辞简洁、简短，侧重于对事件的分析和处理，并提出相应的对策。

参考文献

［1］周立柱，林玲. 聚焦爬虫技术研究综述［J］. 计算机应用，2005（9）：1965-1969.

［2］栗振江，杨洋，李丽. 智能问答系统［C］//中国通信学会通信安全技术专业委员会. 2011年全国通信安全学术会议论文集. 国防工业出版社（National Defense Industry Press），2011：4.1.

［3］汪鹭. 面向移动应用商店的智能信息采集系统的研究与实现［D］. 北京：北京邮电大学，2018.

［4］黄申. 大数据架构商业之路［M］. 北京：机械工业出版社，2016.

［5］范渊. Web应用风险扫描的研究与应用［C］//中国计算机学会计算机安全专业委员会. 全国计算机安全学术交流会论文集·第二十五卷. 中国科学技术大学出版社，2010：5.

［6］季蕾娜. 基于用户权威度的中文微博话题检测研究［D］. 昆明：昆明理工大学，2015.

［7］徐春. 汉、英平行语料库的研究与构建［J］. 科技信息，2011（17）：104-105.

［8］张凤瑜. 基于图书评论大数据的语义好评度计算方法研究［D］. 长春：东北师范大学，2018.

［9］肖萍，申亚鹏. Nutch搜索引擎的公安应用研究［J］. 中国刑警学院学报，2015（1）：39-44.

［10］唐相艳. 基于行为和关系的社交网络意见领袖识别研究［D］. 南京：南京师范大学，2018.

［11］路雄英. 国土资源网络舆情监测与应对处置探析——以浙江省为例［J］. 浙江国土资源，2018（5）：31-34.

［12］孙善通，王嘉梅，李炳泽，等. 彝文网络信息获取平台的研究［J］. 电子技术与软件工程，2015（13）：44-46，168.

［13］李浩，蒋蘺. 网络蜘蛛的研究与实现［J］. 科技信息，2012（26）：49，51.

［14］胡中皓. 基于规则和情感的法治舆情监测系统研究与实现［D］. 南昌：江西财经大学，2020.

［15］张丽莎. 林业动态信息快速搜索与集成［D］. 长沙：中南林业科技大学，2013.

［16］曾宇. 基于大数据的网络舆情实时监测系统的构建［J］. 漳州职业技术学院学报，2020，22（2）：92-99.

［17］励子闰. 基于Lucene搜索引擎的中文全文信息检索技术的研究［D］. 上海：华东师范大学，2010.

［18］邹佳伦，文汉云，王同喜. 基于统计的中文分词算法研究［J］. 电脑知识与技术，2019，
15（4）：149-150，153.

［19］郑魁，疏学明，袁宏永. 网络舆情热点信息自动发现方法［J］. 计算机工程，2010，
36（3）：4-6.

［20］陈堃. 基于中文分词检索技术的企业名称查重系统的研究［D］. 西安：西安电子科技大
学，2011.

［21］曹菲，聂文惠，陈伟鹤. 基于Hash的正向回溯算法的改进［J］. 信息技术，2017（11）：
167-171.

［22］武雅萱，王悦欣，李洋，等. 面向产品评论识别的研究［J］. 科教文汇（中旬刊），2017
（17）：50-52，57.

［23］邝楚文. 基于数据挖掘的校园网络舆情监测系统研究与设计［J］. 数字技术与应用，
2021，39（5）：158-161.

［24］陈福集，李林斌. G（Galam）模型在网络舆情演化中的应用［J］. 计算机应用，2011，
31（12）：3411-3413.

［25］熊昱昊. 内文广告原型系统的设计及其关键技术的实现［D］. 北京：北京邮电大学，
2009.

［26］卢育红. 半结构化药物数据智能分类技术研究与系统实现（全日制专业学位）［D］. 北
京：北京交通大学，2011.

［27］丁伟莉. 中文Blog热门话题检测与跟踪技术研究［D］. 哈尔滨：哈尔滨工业大学，
2009.

［28］邓先均. 突发事件网络舆情热点检测与预测技术研究［D］. 重庆：重庆邮电大学，
2019.

［29］郑锴. 食品安全网络舆情分析系统设计与实现［D］. 天津：天津科技大学，2020.

［30］陈思琦. 文本挖掘技术在舆情分析中的应用研究［D］. 厦门：厦门大学，2019.

［31］陈堃. 基于中文分词检索技术的企业名称查重系统的研究［D］. 西安：西安电子科技大
学，2011.

［32］刘汪洋. 公共自行车数据的可视分析［D］. 杭州：杭州电子科技大学，2018.

［33］杨帆，孙强. 从Web网页上获取一价事件常识的方法［J］. 科学技术与工程，2010，10
（25）：6300-6304.

［34］吴泽衡. 基于话题检测和情感分析的互联网热点分析与监控技术研究［D］. 广州：华南
理工大学，2011.

［35］宋毅. 个性化搜索中用户兴趣挖掘技术方法研究［D］. 哈尔滨：哈尔滨工业大学，
2009.

［36］王辉，刘蕾，沈黄金，等. 网络舆情监测系统关键技术进展［J］. 计算机时代，2022
（6）：49-53.

［37］谷佃锦. 基于Spark的政务网络舆情分析系统设计与实现［D］. 南京：南京师范大学，

2019.

［38］文雪巍，邢婷，李鹏，等. 基于网络爬虫疫情数据分析及可视化系统的设计与实现［J］. 黑龙江工程学院学报，2022，36（5）：32-37.

［39］秦锋，赵彦军，程泽凯，等. 基于词条数学期望的词条权重计算方法［J］. 计算机应用与软件，2011，28（4）：177-179.

［40］李书蔚. 连续模型上的蛋白质分子场建模及拓扑分析［D］. 杭州：杭州电子科技大学，2017.

［41］和亚丽，陈立潮. Web文本挖掘中的特征选取方法研究［J］. 计算机工程，2005（5）：181-182，190.

［42］潘亚楠. 大数据时代新闻人才培养的若干思考［J］. 湖北广播电视大学学报，2014，34（1）：121-122.

［43］王松. 面向感知增强的流场可视化与沉浸式模拟技术研究［D］. 绵阳：中国工程物理研究院，2019.

［44］龚清波. 大数据助推政务和服务转型升级［J］. 浙江经济，2015（16）：47.

［45］程苇杭. 海洋数据可视化平台设计与实现［D］. 舟山：浙江海洋大学，2017.

［46］梁雪云. 网络舆情的分析与研判机制研究［J］. 今传媒，2016，24（5）：51-53.

［47］万安伦. 新媒体时代的新闻发言和舆情研判［J］. 新闻文化建设，2020（2）：104-107.

［48］徐会杰. 面向网络论坛的虚假舆情检测与抑制算法研究［D］. 西安：西北工业大学，2016.

［49］孙建国. 网络舆论的预警与安全研究［D］. 重庆：重庆大学，2010.

［50］陈然，莫茜. 网络意见领袖的来源、类型及其特征［J］. 新闻爱好者，2011（24）：6-7.

［51］李丛芹. 设计文化批评的方法［J］. 设计艺术研究，2011（5）：6-13，31.

［52］梁丽. "转基因水稻"事件网络传播中的意见领袖研究［D］. 武汉：华中农业大学，2010.

［53］侯旋. 网络舆情智能预警模型及防控策略——基于量子竞争理论［J］. 新媒体与社会，2022（1）：234-248.

［54］许加彪，钱伟浩. 作为社会本体的表象：景观理论的建构机制与当代转场［J］. 兰州大学学报（社会科学版），2020，48（3）：56-64.

［55］萧润正. 网络舆论事件中网民逆反心理的政府预防预警研究［D］. 广州：暨南大学，2017.

［56］刘春波. 舆论引导论［D］. 武汉：武汉大学，2013.

［57］陈玲红. 网络水军对网络舆论的影响研究［D］. 合肥：安徽大学，2012.

［58］谢光辉. 网络意见领袖作用机制研究［D］. 武汉：华中师范大学，2011.

［59］赵新娟，赵吉义. 基于病毒式营销策略的网格资源管理模型研究［J］. 数字技术与应用，2011（5）：3-4.

［60］蒲红果. 微博：团结和培养意见领袖［J］. 新闻战线，2012（6）：80-82.

［61］蒋立. 自媒体意见领袖功能强化策略——以趣头条为例［J］. 新媒体研究，2018，4（18）：115-116.

［62］方炜杭，赵鹏. 媒体融合发展中的舆论引导能力——从"晋江塑料紫菜"舆情谈起［J］. 新闻战线，2017（13）：86-88.

［63］施爱东. 灾难谣言的形态学分析——以5·12汶川地震的灾后谣言为例［J］. 民族艺术，2008（4）：28-45.

［64］江明辉. "意见领袖"在学生舆情中的应用与启示［J］. 中国职业技术教育，2011（32）：58-62.

［65］王磊，白力民. 党报微博建设如何驱动自身改革——人民日报官方微博成功运营的启示［J］. 新闻世界，2015（1）：5-6.

［66］朱东风，何银松. 论移动互联网时代公安机关对涉警网络舆情的分析与研判［J］. 北京警察学院学报，2017（2）：47-52.

［67］苏静. 高校网络舆情管理机制研究［D］. 西安：长安大学，2019.

［68］彭立立. 新媒体环境下网络舆情的政府监控研究［D］. 西安：西北大学，2018.

［69］陈臣. 大学生社会主义核心价值观教育机制创新研究［D］. 北京：北京交通大学，2019..

［70］王喆. 群体性事件的网络舆情预警研究［D］. 北京中国人民公安大学，2017.

［71］唐涛. 基于大数据的网络舆情分析方法研究［J］. 现代情报，2014，34（3）：3-6，11.

［72］赵文玲，李清源. 高校校园网络舆情控制研究［J］. 信息与电脑（理论版），2011（14）：90-91.

［73］吴叶. 浅谈新词语的特点及态度［J］. 青春岁月，2017（11）：71.

［74］张晓永，孟德花. 试论网络思潮的预测和引导［J］. 北京政法职业学院学报，2012（2）：1-4.

［75］鲁守璞. 基于"互联网＋党建"的网络舆情监测与应对策略［J］. 时代报告，2022（11）：32-34.

［76］燕道成，姜超. 大数据时代网络舆情研究综述［J］. 视听，2015（9）：133-136.

［77］郑满宁. 微博时代的群体动员机制及管理对策［J］. 重庆大学学报（社会科学版），2014，20（1）：152-156.

［78］方俊青. 论网络舆情监测分析系统［J］. 法制与社会，2013（3）：187，192.

［79］郎劲松，侯月娟. 政治形象传播：建构与重构——新媒体语境下领导人的形象传播策略研究［C］//中国传媒大学文法学部. 中国政治传播研究（第1辑）——基础与拓展. 中国传媒大学新闻学院；中国政法大学光明新闻传播学院，2015：9.

［80］唐宗礼. 安全生产要远离"比坏"心理［J］. 安全与健康，2016（2）：24.

［81］朱东风，何银松. 论移动互联网时代公安机关对涉警网络舆情的分析与研判［J］. 北京警察学院学报，2017（2）：47-52.

［82］翟树芹. 基于模糊综合评价方法的第三方物流企业核心竞争力研究［D］. 长沙：湖南大

学，2005.

［83］刘毅. 网络舆情研究概论［M］. 天津：天津人民出版社. 2007.

［84］人民网舆情数据中心. 十天学会写舆情报告［M］. 北京：人民日报出版社. 2018.

［85］王洪波. 把准脉开好方：舆情危机研判与应对［M］. 北京：新华出版社. 2017.

［86］胡沈明. 舆情分析报告的新闻属性探讨［J］. 青年记者，2016（19）：69-71.

［87］Dubois, Elizabeth, Anatoliy Gruzd, et al. "Journalists'Use of Social Media to Infer Public Opinion：The Citizens'Perspective". Social Science Computer Review 38, no. 1（February 2020）：57-74.

［88］杨兴坤，廖嵘，熊炎. 虚拟社会的舆情风险防治［J］. 中国行政管理，2015（4）：16-21.

［89］刘芳. 关于加强党委对网络舆情管理问题的研究［J］. 世纪桥，2011（15）：127-128.

［90］许莉，李月明. 公共图书馆媒体监测与舆情分析研究——以湖南图书馆党政机关舆情服务为例［J］. 图书馆，2019（4）：100-105，111.

［91］李兴衡. 新媒体的定义及传播形式研究［J］. 新媒体研究，2016，2（13）：7-10，16.